国民营养科普丛书
——糖尿病膳食指导

主 审 葛 声 陈 伟
主 编 熊 鹰 朱文艺
副主编 罗书全 孔 粼

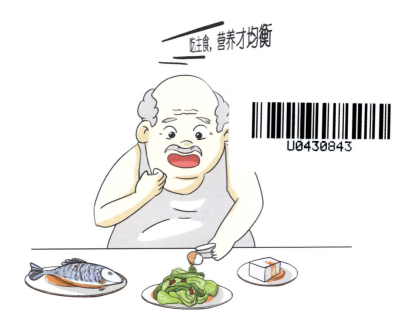

人民卫生出版社
·北京·

版权所有，侵权必究！

图书在版编目（CIP）数据

糖尿病膳食指导/熊鹰，朱文艺主编．—北京：
人民卫生出版社，2022.2
（国民营养科普丛书）
ISBN 978-7-117-30334-7

Ⅰ．①糖… Ⅱ．①熊…②朱… Ⅲ．①糖尿病-膳食
营养 Ⅳ．①R587.1②R151.4

中国版本图书馆 CIP 数据核字（2020）第 146255 号

人卫智网	www.ipmph.com	医学教育、学术、考试、健康，购书智慧智能综合服务平台
人卫官网	www.pmph.com	人卫官方资讯发布平台

国民营养科普丛书——糖尿病膳食指导
Guomin Yingyang Kepu Congshu——Tangniaobing Shanshi Zhidao

主　　编：熊　鹰　朱文艺
出版发行：人民卫生出版社（中继线 010-59780011）
地　　址：北京市朝阳区潘家园南里 19 号
邮　　编：100021
E - mail：pmph@pmph.com
购书热线：010-59787592　010-59787584　010-65264830
印　　刷：北京盛通印刷股份有限公司
经　　销：新华书店
开　　本：710×1000　1/16　印张：10.5
字　　数：177 千字
版　　次：2022 年 2 月第 1 版
印　　次：2022 年 4 月第 1 次印刷
标准书号：ISBN 978-7-117-30334-7
定　　价：49.00 元

打击盗版举报电话：010-59787491　E-mail：WQ@pmph.com
质量问题联系电话：010-59787234　E-mail：zhiliang@pmph.com

编 者

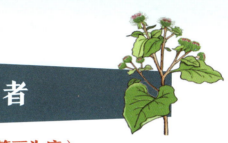

（以姓氏笔画为序）

孔　粼　重庆医科大学附属儿童医院
冯长艳　重庆大学附属肿瘤医院
冯筱青　陆军军医大学第二附属医院（新桥医院）
朱文艺　陆军军医大学第二附属医院（新桥医院）
向新志　重庆市疾病预防控制中心
刘　洁　陆军特色医学中心
杨小伶　重庆市疾病预防控制中心
吴艾琳　重庆市疾病预防控制中心
邹钦培　重庆市疾病预防控制中心
张华东　重庆市疾病预防控制中心
陈　红　重庆市第六人民医院
陈京蓉　重庆市疾病预防控制中心
罗书全　重庆市疾病预防控制中心
熊　鹰　重庆市疾病预防控制中心

秘　书　杨梦平　重庆市疾病预防控制中心

《国民营养科普丛书》编写委员会

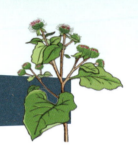

编委会主任	刘金峰	国家卫生健康委员会食品安全标准与监测评估司
	高　福	中国疾病预防控制中心
	卢　江	中国疾病预防控制中心
科 学 顾 问	王陇德	中国工程院院士
	陈君石	中国工程院院士
	杨月欣	中国营养学会理事长
	杨晓光	中国疾病预防控制中心营养与健康所研究员
主　　　编	丁钢强	中国疾病预防控制中心营养与健康所
	田建新	国家卫生健康委员会食品安全标准与监测评估司
	张志强	全国卫生产业企业管理协会
副 主 编	张　兵	中国疾病预防控制中心营养与健康所
	刘爱玲	中国疾病预防控制中心营养与健康所
	徐　娇	国家卫生健康委员会食品安全标准与监测评估司
编　　者	（按姓氏汉语拼音排序）	
	戴　月	江苏省疾病预防控制中心
	龚晨睿	湖北省疾病预防控制中心
	郭战坤	保定市妇幼保健院
	李绥晶	辽宁省疾病预防控制中心
	李晓辉	成都市疾病预防控制中心
	梁　娴	成都市疾病预防控制中心
	刘长青	河北省疾病预防控制中心
	刘丹茹	山东省疾病预防控制中心

栾德春　辽宁省疾病预防控制中心
苏丹婷　浙江省疾病预防控制中心
辛　宝　陕西中医药大学公共卫生学院
熊　鹰　重庆市疾病预防控制中心
张　丁　河南省疾病预防控制中心
张俊黎　山东省疾病预防控制中心
张书芳　河南省疾病预防控制中心
张同军　陕西省疾病预防控制中心
章荣华　浙江省疾病预防控制中心
赵　耀　北京市疾病预防控制中心
周永林　江苏省疾病预防控制中心
朱文艺　陆军军医大学新桥医院
朱珍妮　上海市疾病预防控制中心

编委会专家组（按姓氏汉语拼音排序）

陈　伟　北京协和医院
丁钢强　中国疾病预防控制中心营养与健康所
葛　声　上海市第六人民医院
郭云昌　国家食品安全风险评估中心
黄承钰　四川大学
刘爱玲　中国疾病预防控制中心营养与健康所
楼晓明　浙江省疾病预防控制中心
汪之顼　南京医科大学
王惠君　中国疾病预防控制中心营养与健康所
王志宏　中国疾病预防控制中心营养与健康所
吴　凡　复旦大学
杨振宇　中国疾病预防控制中心营养与健康所
易国勤　湖北省疾病预防控制中心
张　兵　中国疾病预防控制中心营养与健康所
张　坚　中国疾病预防控制中心营养与健康所
张　倩　中国疾病预防控制中心营养与健康所
朱文丽　北京大学
周景洋　山东省疾病预防控制中心

编委会秘书组（按姓氏汉语拼音排序）

刘爱玲　中国疾病预防控制中心营养与健康所
马彦宁　中国疾病预防控制中心营养与健康所

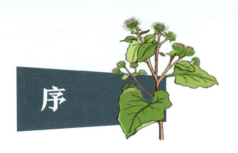

序

随着我国社会经济快速发展,国民营养健康状况得到明显改善,同时也伴随出现新的问题和挑战。一方面,人民群众对营养健康知识有着强烈渴求,另一方面,社会上各种渠道传播的营养知识鱼龙混杂,有的甚至真假难辨。因此,亟须加强科学权威的营养科普宣传,引导人民群众形成真正健康科学的膳食习惯和生活方式,提升人民群众营养素养与水平,切实增强人民群众获得感与幸福感。

为贯彻落实《国民营养计划(2017—2030年)》"全面普及营养健康知识"和健康中国合理膳食行动要求,国家卫生健康委员会食品安全标准与监测评估司委托中国疾病预防控制中心营养与健康所组织编写《国民营养科普丛书》12册,其中《母婴营养膳食指导》《2~5岁儿童营养膳食指导》《6~17岁儿童青少年营养膳食指导》《职业人群营养膳食指导》和《老年人营养膳食指导》详细介绍了不同人群的营养需求和膳食指导;《常见食物营养误区》和《常见食品安全问题》对居民关注的营养与食品安全的热点问题及存在误区进行了详细解答;《身体活动健康指导》和《健康体重管理指导》详细介绍了不同人群的身体活动建议以及如何保持健康体重;《常见营养不良膳食指导》《糖尿病膳食指导》《心血管疾病膳食指导》针对不同疾病的营养需求给出了有针对性和实用性的指导。

丛书围绕目前我国居民日常生活中遇到的、关心的问题,结合营养食品科研成果和国内外动态,力求以通俗易懂的语言向大众进行科普宣传,客观、全面地普及相关营养知识。丛书采用一问一答、图文并茂的编写形式,努力做到深入浅出,整体形成一套适合不同人群需要,兼具科学性、实用性、指导性的营养科普工具书。

  丛书由100多位营养学、医学、传播学及健康教育等相关领域的专家学者共同撰写,历经了多次研讨和思考,针对不同人群健康需求,凝练了近2 000个营养食品相关热点问题,分类整理并逐一解答。丛书以广大人民群众为主要读者对象,在编写过程中尽量避免使用专业术语,同时也可为健康教育工作者提供科学实用的参考。希望丛书的出版能够成为正确引导广大居民合理膳食的有益工具,为促进营养改善和慢性病防治、提升居民营养素养提供帮助。

编委会
2022年1月

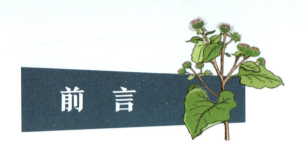

前 言

  2型糖尿病是一种多病因、以糖代谢紊乱为标志的慢性代谢性疾病。受社会经济发展、人民生活水平提高、人口老龄化加剧及人们生活方式不断变化等多种因素的综合影响,2型糖尿病发病率在全球呈不断上升的趋势。世界卫生组织发布的全球糖尿病报告结果显示,全球糖尿病成人患者近40年增加了3倍,目前全球每11名成年人就有一名糖尿病患者,且多数生活在发展中国家。《中国2型糖尿病防治指南(2013年版)》指出2013年我国成人2型糖尿病患病率为10.4%,超过1亿人受糖尿病影响,给社会和经济的发展带来沉重负担。

  国内外的大量研究已经证实除遗传和年龄因素以外,不合理的膳食结构、超重肥胖、缺乏身体活动等是引起糖尿病的主要原因。循证医学研究也表明加强居民的膳食教育和管理等方面的知识教育和普及,改变不良的膳食结构和习惯有益于控制血糖。在糖尿病综合治疗(饮食、药物、运动、自我监控与教育)方法中,饮食治疗是各种类型糖尿病患者最基本的治疗措施,贯穿糖尿病治疗的整个过程。国内外的糖尿病领域专家认为,通过控制膳食中脂肪供能比,减少反式脂肪酸和胆固醇的摄入,维持适宜的碳水化合物供能比,保证优质蛋白质的摄入以及提高膳食纤维摄入量等方式对维持理想的血糖水平,降低糖化血红蛋白水平会起到良好的效果。

  现代社会信息爆炸,自媒体传播速度一日千里,种种原因造成科学控制糖尿病的教育和知识并没有完全惠及于民,各种科普养生知识充斥,让普通民众难分真伪,无所适从。本书以问题为导向,采取一问一答的形式,利用简单通俗、浅显直白的语言面向大众进行糖尿病知识的科普宣传和健康教育。通过糖尿病的代谢变化和治疗原则、糖尿病食谱设计、特殊糖尿病患病人群膳食指导、糖尿病并发症患者营养管理、常见的糖尿病膳食误区等多个角度较为全面地介绍糖尿病膳食营养管理方法,针对各类饮食误区进行了科学解惑,希望能帮助大众建立正确的糖尿病膳食指导原则,摒除伪科学,真正从科普教育中受益,起到维护患者健康,减轻或减少糖尿病并发症危害的积极作用。

主编

2022 年 1 月

目 录

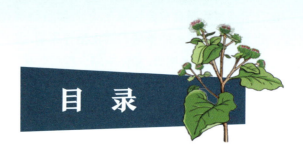

一、什么是糖尿病 ··· 1
　（一）糖尿病的概念及诊断治疗原则 ······················ 2
　　　1. 什么是糖尿病 ·· 2
　　　2. 如何诊断糖尿病 ···································· 3
　　　3. 如何开展糖尿病饮食治疗 ······················· 3
　（二）糖尿病的代谢变化 ······································ 4
　　　1. 糖类代谢如何进行 ································ 5
　　　2. 脂肪代谢如何进行 ································ 5
　　　3. 蛋白质代谢如何进行 ····························· 6
　（三）糖尿病并发症及其危害 ······························· 6
　　　1. 糖尿病急性并发症有哪些 ······················· 6
　　　2. 糖尿病慢性并发症有哪些 ······················· 7

二、痛并快乐的"糖"——常见糖尿病饮食误区 ········· 10
　（一）一口糖都不能吃吗 ····································· 11
　　　1. 什么是糖 ·· 11
　　　2. 得了糖尿病，不能吃糖吗 ······················ 11
　　　3. 糖尿病患者吃糖需要注意什么 ··············· 13
　（二）"降糖神器"——牛蒡还是南瓜 ··················· 14
　　　1. 牛蒡能降糖吗 ······································ 14
　　　2. 南瓜能降糖吗 ······································ 15

3. 哪些食物能辅助降糖 ……………………………………… 16
 (三) 水果是毒药吗 …………………………………………………… 16
  1. 糖尿病患者到底是否应该吃水果呢 ……………………… 17
  2. 吃水果有这么多好处,那么我们能随便吃吗 …………… 17
 (四) 无糖等于随便吃吗 ……………………………………………… 18
  1. 无糖食品真的无糖吗 ……………………………………… 18
  2. 我们应该怎样正确对待"无糖食品"呢 ………………… 20
 (五) 吃得越粗越素,离糖尿病越远吗 …………………………… 20
  1. 吃得越粗越健康吗 ………………………………………… 21
  2. 吃素又如何呢 ……………………………………………… 21
 (六) 主食严格控制,零食随意吃吗 ……………………………… 22
  1. 糖尿病患者需要摄入碳水化合物(即常说的主食)吗 … 22
  2. 糖尿病患者需要控制主食摄入吗 ………………………… 23
  3. 糖尿病患者如何控制主食摄入呢 ………………………… 23
  4. 主食控制好了,那零食就随意吃吗 ……………………… 23
  5. 为什么零食不能随意吃 …………………………………… 24
 (七) 多吃肉就能降糖吗 ……………………………………………… 25
  1. 糖尿病患者可以吃肉吗 …………………………………… 25
  2. 既然吃肉有好处,是不是糖尿病患者能放开肚皮使劲吃,
   做个快乐的肉食动物呢 …………………………………… 25
  3. 糖尿病患者怎么吃肉才能既营养又不升高血糖呢 …… 26
  4. 糖尿病患者吃肉的量是多少呢 …………………………… 26
 (八) 多吃点食物只需加大口服降糖药或多用胰岛素就行了吗 …… 27
  1. 为什么不能随意吃药或者打胰岛素 ……………………… 27
  2. 万一降糖药吃过量了低血糖怎么办呢 …………………… 27
  3. 如果忘记服药,能自行补救吗 …………………………… 28
  4. 不能自行服药,胰岛素能自己打吗 ……………………… 28
  5. 能自己打胰岛素,那是不是多吃一顿加大注射剂量就行呢 …… 29

三、合理膳食,均衡营养——糖尿病一般人群营养管理 …… **30**
 (一) 糖尿病膳食基本原则 …………………………………………… 31
  1. 如何控制每天总能量 ……………………………………… 32

2. 什么才是合理的饮食结构 32
　　3. 如何做到餐次合理分配 32
　　4. 为什么要多吃高纤维食品 33
　　5. 如何做到清淡饮食 33
（二）糖尿病营养治疗的健康目标 34
　　1. 怎样才算理想体重 34
　　2. 糖尿病患者容易缺乏哪些营养素 35
　　3. 什么是理想的血糖水平 35
（三）如何合理选择食物 36
　　1. 糖尿病患者需要哪些营养素 36
　　2. 食物有哪些 37
　　3. 糖尿病患者在选择食物的时候需要注意什么 37
　　4. 糖尿病患者主食怎么吃 38
　　5. 糖尿病患者蔬菜水果怎么吃 38
　　6. 糖尿病患者动物性食品怎么吃 39
　　7. 糖尿病患者奶及奶制品、大豆及坚果类怎么吃 39
　　8. 糖尿病患者油、盐吃多少 40
（四）糖尿病人群营养素需要量是多少 40
　　1. 什么是营养素 40
　　2. 营养素对人体有什么作用呢 41
　　3. 怎样才算是科学的营养呢 41
　　4. 营养素缺乏会怎么样呢 41
　　5. 需要的营养素种类有哪些 42
　　6. 糖尿病患者需要多少营养素 44
（五）如何设计糖尿病食谱 46
　　1. 糖尿病患者饮食原则，饮食控制的目的是什么呢 46
　　2. 一天中应该如何安排用餐餐次 46
　　3. 用食物交换份法编制每天食谱 47

四、尊重个性特色——糖尿病特殊人群的营养管理 51
（一）"糖果"的愿望能实现吗 52
　　1. 积极配合营养师进行营养治疗 52

2. 如何确定患儿的能量需求 53
  3. 合理分配糖尿病患儿的营养素 54
  4. 如何安排餐次 56
  5. 如何进行食物选择 56
  6. 如何制定食谱 56
  7. 从科学饮食中预防并发症 57
  8. 如何进行营养评价 57
(二) 孕妇也不能任性吗——妊娠合并糖尿病 59
  1. 什么是妊娠合并糖尿病 59
  2. 为什么会发生妊娠合并糖尿病 59
  3. 妊娠合并糖尿病对母亲和胎儿有哪些危害 60
  4. 如何判断自己是不是妊娠期糖尿病 61
  5. 如何合理管理体重 61
  6. 食物选择小窍门有哪些 64
  7. 孕中、晚期平衡膳食宝塔 66
  8. 血糖控制目标是多少 67
  9. 食谱举例 68
(三) 年龄大了,干脆什么都不吃了——糖尿病老年患者饮食 68
  1. 糖尿病老年患者应该不吃或少吃主食吗 68
  2. 为什么提倡老年人的食物要粗细搭配 69
  3. 老年人的主食如何搭配 69
  4. 为什么老年人要常吃适量的鱼、禽、蛋和瘦肉 70
  5. 老年人如何选择动物性食品呢 71
  6. 一天要吃几个蛋 71
  7. 血糖偏高的老人如何选用水果 72
  8. 老年人如何安排适宜的餐次和时间 73
  9. 为什么晚餐不宜太丰盛 73
  10. 老年人如何使用膳食补充剂 74
  11. 膳食补充剂、保健食品能代替一日三餐吗 74
  12. 适当的户外运动对老年人有何好处 75

五、管理混合因素——糖尿病合并症的营养管理 76
（一）糖尿病合并高血压如何进行膳食营养管理 77
1. 血压是怎么形成的，如何诊断高血压 78
2. 高血压会增加糖尿病的发病率吗，糖尿病合并高血压的危害 79
3. 糖尿病合并高血压患者血压控制目标及血糖控制目标 79
4. 糖尿病合并高血压患者的营养治疗原则 81
5. 糖尿病合并高血压患者一日食谱举例 83

（二）糖尿病合并血脂异常如何进行膳食营养管理 84
1. 什么是血脂异常 84
2. 哪些因素容易诱发血脂异常以及危害 85
3. 血脂异常与糖尿病有什么关系 85
4. 糖尿病合并血脂异常如何科学合理饮食 86
5. 糖尿病合并血脂异常的饮食宜忌 88
6. 高胆固醇血症能不能吃鸡蛋 89
7. 糖尿病合并血脂异常的食谱举例 90
8. 各类常见食物中的胆固醇和脂肪含量 90

（三）糖尿病合并痛风如何进行膳食营养管理 90
1. 什么是痛风以及对人体有哪些危害 90
2. 痛风的诊断标准是什么 91
3. 痛风与高尿酸血症究竟是什么关系 93
4. 糖尿病合并痛风如何科学合理饮食 93
5. 糖尿病合并痛风的生活习惯应该注意什么 98
6. 糖尿病合并痛风的食谱举例 98

（四）糖尿病合并肿瘤如何进行膳食营养管理 98
1. 糖尿病与哪些恶性肿瘤关系密切 99
2. 糖尿病与肿瘤相关的危险因素有哪些 99
3. 肿瘤对糖尿病有哪些影响 100
4. 糖尿病患者如何应对肿瘤 100
5. 糖尿病合并肿瘤患者如何进行营养管理 101
6. 糖尿病合并肿瘤患者如何吃动平衡 103
7. 糖尿病合并肿瘤的饮食营养误区 103

8. 糖尿病合并恶性肿瘤的食谱举例 ┈┈┈┈┈┈┈┈┈ 104
（五）糖尿病肾病的营养管理 ┈┈┈┈┈┈┈┈┈┈┈┈┈┈ 104
  1. 什么是糖尿病肾病 ┈┈┈┈┈┈┈┈┈┈┈┈┈┈ 104
  2. 糖尿病肾病如何应对 ┈┈┈┈┈┈┈┈┈┈┈┈┈ 105
  3. 糖尿病肾病饮食营养有什么特点 ┈┈┈┈┈┈┈┈ 106
  4. 如何实施糖尿病肾病饮食 ┈┈┈┈┈┈┈┈┈┈┈ 108
（六）糖尿病合并肥胖如何进行膳食营养管理 ┈┈┈┈┈┈┈ 110
  1. 什么是肥胖，怎么进行判定 ┈┈┈┈┈┈┈┈┈┈ 110
  2. 什么是中心型肥胖，怎么进行判定 ┈┈┈┈┈┈┈ 111
  3. 糖尿病合并肥胖的危害及减重的益处 ┈┈┈┈┈┈ 111
  4. 糖尿病合并肥胖患者综合控制目标 ┈┈┈┈┈┈┈ 111
  5. 糖尿病合并肥胖患者的医学治疗原则是什么 ┈┈┈ 112
  6. 糖尿病合并肥胖患者如何运动 ┈┈┈┈┈┈┈┈┈ 114
  7. 糖尿病合并肥胖患者如何合理用药 ┈┈┈┈┈┈┈ 114
（七）糖尿病合并胆石症饮食如何管理 ┈┈┈┈┈┈┈┈┈┈ 115
  1. 糖尿病为什么容易合并胆石症 ┈┈┈┈┈┈┈┈┈ 115
  2. 糖尿病合并胆石症有哪些临床表现 ┈┈┈┈┈┈┈ 116
  3. 胆石症形成与营养素之间有何关系 ┈┈┈┈┈┈┈ 116
  4. 糖尿病合并胆石症饮食应如何管理 ┈┈┈┈┈┈┈ 117
  5. 糖尿病合并胆石症患者一日食谱举例 ┈┈┈┈┈┈ 118
（八）糖尿病合并消化性溃疡饮食营养管理 ┈┈┈┈┈┈┈┈ 118
  1. 消化性溃疡是怎么形成的，有哪些临床表现 ┈┈┈ 119
  2. 糖尿病合并消化性溃疡有什么特点 ┈┈┈┈┈┈┈ 120
  3. 糖尿病合并消化性溃疡的饮食如何管理 ┈┈┈┈┈ 120
  4. 糖尿病合并消化性溃疡患者一日食谱举例 ┈┈┈┈ 122
（九）糖尿病合并甲亢饮食营养管理 ┈┈┈┈┈┈┈┈┈┈┈ 122
  1. 糖尿病遇上甲亢怎么办 ┈┈┈┈┈┈┈┈┈┈┈┈ 122
  2. 哪些临床表现应怀疑是糖尿病合并甲亢了 ┈┈┈┈ 123
  3. 糖尿病合并甲亢饮食应如何管理 ┈┈┈┈┈┈┈┈ 123
  4. 糖尿病合并甲亢有哪些饮食宜忌 ┈┈┈┈┈┈┈┈ 125
  5. 糖尿病合并甲亢患者一日食谱举例 ┈┈┈┈┈┈┈ 126

附录 127

附录一 名词解释 127

附录二 特殊人群食谱 129
1. 食物交换份法制定儿童糖尿病食谱 129
2. 妊娠糖尿病患者食谱 130
3. 糖尿病合并高血压患者一日食谱举例 133
4. 糖尿病合并血脂异常患者食谱 133
5. 糖尿病合并痛风患者的低嘌呤食谱 134
6. 糖尿病合并恶性肿瘤患者食谱举例 134
7. 利用中国肾病食品交换份制定糖尿病肾病饮食计划 135
8. 糖尿病合并肥胖患者一日食谱举例 136
9. 糖尿病合并胆石症患者一日食谱举例 137
10. 糖尿病合并消化性溃疡患者一日食谱举例 137
11. 糖尿病合并甲亢患者一日食谱举例 138

附录三 食物交换表等常用表 139

参考文献 149

一、什么是糖尿病

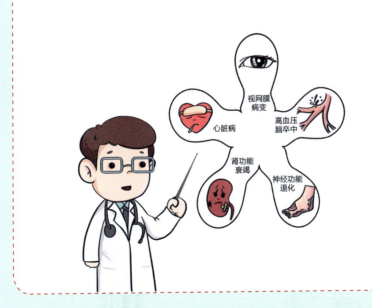

一、什么是糖尿病

糖尿病是常见的代谢性疾病、慢性疾病,在过去的一个世纪中,人们对于糖尿病病理生理改变的认识、药物治疗、并发症的管理等已经取得了巨大的进步。营养治疗一直是糖尿病治疗的基石。任何成功的糖尿病管理中,专业的饮食摄入建议都发挥着不可替代的作用。不管是哪种类型的糖尿病,通过科学的方法提高饮食质量,可以保证营养素全面平衡、促进健康体重而提高胰岛素的敏感性,保持血糖相对稳定,减少并发症的发生。本章主要就糖尿病的概念、诊治原则、相关并发症和危害进行简要介绍。

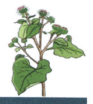

(一) 糖尿病的概念及诊断治疗原则

1. 什么是糖尿病

糖尿病与遗传和环境有关,它是一种以糖代谢紊乱为主要表现的临床综合征。胰岛素缺乏或者胰岛素作用障碍可同时引起糖类、脂肪、蛋白质、水和

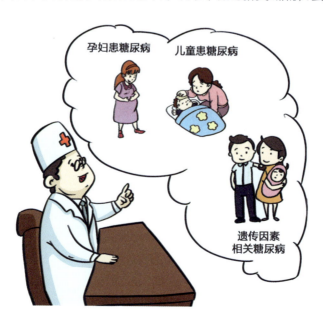

电解质等的代谢紊乱。根据糖尿病发生的病因分类,医学上将糖尿病分为 1 型糖尿病、2 型糖尿病、妊娠期糖尿病和特殊类型糖尿病。

2. 如何诊断糖尿病

（1）具有糖尿病的症状（典型症状包括多饮水、尿多和不明原因的体重下降），并且随机血糖≥200 毫克／分升（11.1 毫摩尔／升），随机血糖指不考虑上次用餐时间,一天中任意时间的血糖。

（2）空腹血糖≥126 毫克／分升（7.0 毫摩尔／升），这里的空腹指至少 8 小时未进食。

（3）口服糖耐量试验（oral glucose tolerance test,OGTT,也称 75 克葡萄糖法）中服糖后 2 小时血糖≥200 毫克／分升（11.1 毫摩尔／升）。

以上三项标准中,只要有一项达到标准,并在随后任意一天再选择上述三项中的任一项重复检查也符合标准,即可确诊为糖尿病。

3. 如何开展糖尿病饮食治疗

饮食治疗是糖尿病治疗的基础,应严格和长期执行。1 型糖尿病患者在合适的总热量、食物成分、规律进餐等要求的基础上,配合胰岛素治疗,有利于控制高血糖和防止低血糖。2 型糖尿病患者,尤其是超重或肥胖者,饮食治疗有利于减轻体重,改善高血糖、脂代谢紊乱、高血压和胰岛素抵抗,减少降血糖药物的用量。

（1）总的饮食原则

1）总能量控制合理：能量控制是糖尿病营养治疗的首要原则,糖尿病患者的热量供给以维持或达到理想体重为宜。肥胖者应该减少能量摄入从而减轻体重,消瘦者应该适量提高能量摄入。

2）平衡饮食：为了维持健康,必须摄取营养均衡的饮食,谷薯类、蔬菜水果类、鱼禽肉蛋类、乳类、大豆坚果类、油、盐等都应该安排进食谱,以满足机体的需要,不要偏食。

3）监测体重、调整饮食：饮食中摄取的能量能满足每天正常生理活动、工作和劳动的需要即可,应该根据定期体重监测结果来调整饮食摄入量,避免发生肥胖或消瘦。

（2）选用复合碳水化合物：含碳水化合物的食物对血糖影响最明显，一般建议它占总能量的 50%~65%。面、米、玉米、红薯、土豆等食物主要含淀粉，属于复合碳水化合物，一般建议以此作为主食。蜜饯、精制糕点、含糖饮料等单糖较多，吸收率较快，糖尿病患者应限制食用。

（3）控制脂肪和胆固醇摄入：过多脂肪会增加心脑血管疾病等糖尿病常见并发症的风险。饮食中脂肪所供给的能量应占总能量的 20%~30%，同时应控制胆固醇摄入过多。建议以植物油为主（每天 15~25 克）。

（4）选用优质蛋白质：蛋白质提供能量占总能量的 15%~20%，其中优质蛋白质占 1/3（动物蛋白和大豆蛋白）。

（5）维生素和矿物质：糖尿病患者容易缺乏 B 族维生素、维生素 C、维生素 D 以及铬、锌、硒、镁、铁、锰等多种微量营养素，可根据专业营养师的评估适量补充，不建议自行盲目补充。长期服用二甲双胍者应预防维生素 B_{12} 缺乏。此外，为控制钠摄入量，每天食盐摄入不超过 5 克（同时应限制酱油、味精、酱料）。

（6）膳食纤维：膳食纤维是存在于食物中不能被人体消化、吸收的一类多糖。膳食纤维具有降低血糖和改善葡萄糖耐量的作用。绿叶蔬菜、大豆类、薯类、全谷类含膳食纤维较丰富，建议提高使用比例；水果含膳食纤维也丰富，但建议选择含糖量较低及升血糖慢的水果（橙子、柚子、草莓等）。

（7）合理的进餐制度：每天安排 3~6 餐，餐次增多时可以从正餐中抽出部分食品作为加餐。餐次及能量分配可以根据膳食、血糖、活动情况个性化制定。

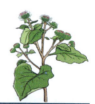

（二）糖尿病的代谢变化

糖尿病患者存在胰岛素抵抗、胰岛素分泌不足或两者兼有。除了慢性血糖增高，糖尿病患者还可能合并长时间的脂肪、蛋白质代谢紊乱，进而引起全身许多系统的损害，严重者以及应激状态下还会发生急性重度代谢紊乱，比如糖尿病酮症酸中毒等。

1. 糖类代谢如何进行

众所周知,胰岛素的作用是促进人体对葡萄糖的吸收代谢,抑制肝脏糖原转运进入血液,总的说来,主要结果就是增加血中葡萄糖的出口、减少血中葡萄糖的入口,使血糖达到动态平衡。而在糖尿病患者中,当胰岛素分泌异常或作用缺陷时,人体的肝脏、肌肉、脂肪等组织利用葡萄糖的能力降低(出口减少),而肝糖原作为能量物质转运入血增加(入口增加),血糖就会增高,这就是典型的血糖升高的过程。同时,胰岛素的缺乏还会导致葡萄糖在有氧氧化给机体提供能量的过程中利用不充分,能量供应不足,从而导致患者饥饿感明显。

然而,糖尿病患者不只是会出现血糖升高,也有可能出现低血糖(除饮食摄入不足以外),这是为什么呢?2型糖尿病和1型糖尿病有相同的代谢紊乱,但2型糖尿病的胰岛素分泌属于相对减少,其减少程度一般比较轻,因而血糖变化的程度及时间也有所不同。一部分2型糖尿病患者的基础胰岛素分泌基本正常,空腹血糖正常或轻度升高,但在进餐后出现高血糖;但另一些患者进餐后胰岛素分泌持续增加,而分泌高峰延迟至餐后3~5小时,血浆胰岛素呈现异常升高,引起反应性低血糖,故低血糖的症状也可成为患者的首发症状,因而阵发性低血糖的患者也可能是糖尿病患者,需要大家提高警惕,及早就医。

2. 脂肪代谢如何进行

当血糖水平升高时,胰岛素被胰腺分泌,有益的胰岛素将"额外的葡萄糖"从血液中提取出来,并将其带到储存库,以保持血糖稳定,脂肪组织便是其中一个储存库。如果胰岛素不足,机体的"储脂"能力减弱,相反"解脂"能力增加,血中的游离脂肪酸和甘油三酯浓度则会增高,即出现"高脂血症"。当胰岛素极度缺乏时,人体就会利用储存脂肪来提供能量,脂肪动员和分解会进一步加速,血游离脂肪酸浓度就会进一步增高。这些血中的脂肪酸被肝细胞摄取后,生成酮体,可以作机体的能源物质。然而,当酮体生成超过组织利用限度及人体的排泄能力时,大量酮体堆积,就会形成酮症,即出现酮血症和酮尿症。

酮体中大部分是酸性物质,在血液中积蓄过多时,可使血液变酸而引起酸中毒,称为酮症酸中毒(部分患者呼吸中可有类似烂苹果气味),而严重的糖尿病酮症酸中毒可以导致昏迷,甚至死亡。

3. 蛋白质代谢如何进行

胰岛素能促进蛋白质合成及肌肉对氨基酸(特别是支链氨基酸)的摄取,并抑制蛋白质分解和阻止氨基酸的释放。然而,胰岛素不足时,其促进蛋白质合成和抑制蛋白质分解的作用就会减弱。由于糖利用障碍,机体除了会分解脂肪来提供能量以外,也会动员蛋白质来提供能量,致使蛋白质分解不断增多,可导致典型的蛋白质缺乏及肌肉耗损。同时,因蛋白质分解产生大量氨基酸,故在血中氨基酸的含量就相对增高:主要表现为血中生酮氨基酸增加(可以在肝脏中生成酮体的氨基酸),在尿中排出量也相对增加,使得机体处于负氮平衡(氮摄入量小于排出量)。此时,机体出现乏力、消瘦、组织修复力和抵抗力降低,表现为容易生病、疾病/受伤后不易恢复,幼年型糖尿病患儿可以出现生长缓慢,表现为糖尿病性矮小症。

糖尿病患者除了胰岛素分泌量及功能的改变以外,还会伴随胰高血糖素(一种升高血糖的激素)分泌的增加。正常状态下,人体血糖较高时,胰高血糖素分泌不会增加;而糖尿病患者的胰高血糖素分泌则不受高血糖所抑制,反而进一步增加,促进肝糖原分解、脂肪分解和酮体生成,对上述代谢紊乱起到了恶性的作用。

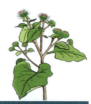

(三) 糖尿病并发症及其危害

1. 糖尿病急性并发症有哪些

(1) 糖尿病酮症酸中毒(diabetic ketoacidosis,DKA):以往未发现患

糖尿病,首次糖尿病发病时,或糖尿病患者近期有感染、突然进食很多食物或突然中断胰岛素治疗等,都可能发生DKA。发病前常常先有多尿、口渴多饮水和乏力表现的加重,有时候以腹部疼痛较为突出,呼出的气体可能有酮味(烂水果味)。严重者可以出现烦躁、嗜睡甚至昏迷。随着医疗技术的进步,早期积极的抢救已经让DKA的病死率降至5%以下,但老年人和已有严重慢性并发症患者,其病死率仍较高。致死的主要原因为心肌梗死、肠坏死、休克和心、肾衰竭。

(2) 高血糖高渗状态(hyperglycemic hyperosmolar status,HHS):体内起降血糖作用的胰岛素相对缺乏使血糖升高,并进一步引起脱水,最终导致严重的高渗状态。任何年龄均可发病,常先出现口渴、多尿和乏力等糖尿病症状,或者说原有症状进一步加重,但喜欢多进食食物的症状不明显,有时甚至厌食。病情一般是逐渐加重,最后出现典型症状,如脱水和神经系统症状(如淡漠、嗜睡等)。HHS的病情危重,病死率高达40%以上(为DKA的10倍以上),死亡的主要原因是严重感染、重度心力衰竭、肾衰竭、急性心肌梗死和脑梗死等。

(3) 低血糖:当胰岛素用量过多、影响胰岛素吸收的因素变化(注射部位、吸收速率的变化等)、注射胰岛素后未能按时按量进餐、运动前未加餐、蜜月期(指治病初期,经胰岛素治疗后自身胰岛功能改善,外用胰岛素需减少)胰岛素减量不及时等,可表现出焦虑、出汗、颤抖、心悸、饥饿感、头晕等,严重时可发生低血糖昏迷甚至惊厥。长期持续低血糖发生,会导致脑功能障碍,严重者可有意识丧失而致永久性神经损伤。

2. 糖尿病慢性并发症有哪些

(1) 糖尿病肾病:糖尿病肾病是指由糖尿病所致的慢性肾脏病。我国有20%~40%的糖尿病患者合并糖尿病肾病,现已成为慢性肾脏病和终末期肾病的主要原因。糖尿病肾病的危险因素包括年龄、病程、血压、肥胖(尤其是腹型肥胖)、血脂、尿酸、环境污染物等。糖尿病肾病若不控制最终发展为终末期肾病(尿毒症),需长期替代治疗(透析或肾移植)。

(2) 糖尿病视网膜病变:这是糖尿病最常见的微血管并发症之一,1型糖尿病病史超过15年者,视网膜病变的患病率为98%,2型糖尿病病史超过15年者,视网膜病变的患病率达78%。糖尿病病程长、血糖控制不佳、高血

一、什么是糖尿病

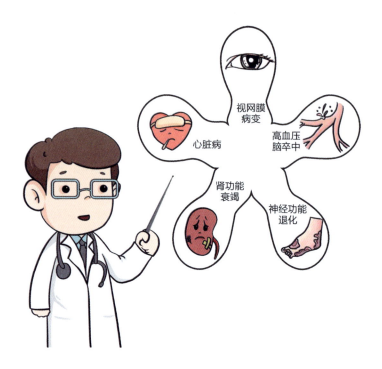

压和高血脂均会导致视网膜病变的比例升高,因此良好地控制血糖、血压和血脂可预防或延缓糖尿病视网膜病变的进展。糖尿病视网膜病变最终可能导致失明,是成年人后天性失明的主要原因。

(3) 糖尿病神经病变:这是糖尿病最常见的慢性并发症之一,病变可累及中枢神经及周围神经,以后者多见。主要表现为疼痛、麻木、感觉异常等。自主神经病变如心血管自主神经病变可能出现直立性低血压、晕厥、冠状动脉舒缩功能异常、无痛性心肌梗死、心搏骤停或猝死。糖尿病神经病变的发生与糖尿病病程、血糖控制等因素相关,病程达10年以上者,易出现明显的神经病变。良好的代谢控制,包括血糖、血压、血脂管理等是预防糖尿病神经病变发生的重要措施。

(4) 糖尿病性下肢血管病变:其主要病因是动脉粥样硬化,但动脉炎和栓塞等也可导致下肢动脉病变,因此糖尿病患者下肢动脉病变通常是指下肢动脉粥样硬化性病变(lower extremity atherosclerotic disease,LEAD),LEAD对机体的危害除了导致下肢缺血性溃疡和截肢外,更重要的是这些患者心血管事件的风险性明显增加,病死率更高。

(5) 糖尿病足：糖尿病足是糖尿病患者因下肢远端神经异常和不同程度的血管病变导致的足部感染、溃疡和／或深层组织破坏。我国50岁以上糖尿病患者1年内新发足溃疡的发生率为8.1%，治愈后糖尿病足溃疡患者1年内新发足溃疡的发生率为31.6%，是糖尿病最严重和治疗费用最高的慢性并发症之一，重者可能导致截肢和死亡。

二、痛并快乐的"糖"——常见糖尿病饮食误区

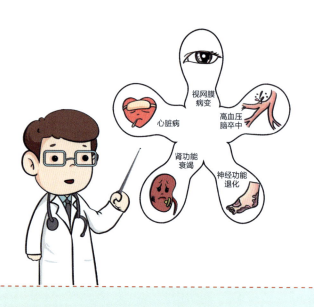

二、痛并快乐的"糖"——常见糖尿病饮食误区

饮食治疗是糖尿病治疗的重要手段之一,通过合理饮食辅以运动,能达到有效控制血糖的目标。但如何搭配,怎么样吃才能维持血糖水平一直是众说纷纭,莫衷一是。同时各路大神、伪科学和降糖神器不断出现在公众的视野中,让普通群众无法分辨真伪,常常被一些错误的观点引入误区。在本章节中我们会就常见的糖尿病饮食误区进行介绍与解释,明确糖尿病患者饮食中能否吃糖、吃多少不影响健康等问题。

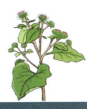

(一)一口糖都不能吃吗

当然不是!

1. 什么是糖

我们通常说的"糖"有两重含义:一种是有甜味的食物;另一种是可能没有甜味但为含淀粉类的多糖,最终会转化为葡萄糖的食物。

糖类又称碳水化合物,分为单糖(葡萄糖和果糖)、双糖(蔗糖、麦芽糖和乳糖等)、多糖(淀粉类物质),但人体能够直接吸收利用的只有单糖。糖是人体的主要供能物质,维持机体正常活动所需的热能,50%~60%是由糖提供的。糖进入人体后可被直接吸收利用,在生理上起到产生热能、节约蛋白质的作用,保障机体正常活动,是最经济的热能来源。糖尿病患者要维持日常活动,也需要热能的支持,所以糖一定要吃,只是我们要适时适量地去吃。

2. 得了糖尿病,不能吃糖吗

很多人认为"糖尿病就是吃糖过多引起的,所以患糖尿病后一口糖都不能吃",这是一种错误的观念。糖尿病的特点是血液中含糖量过高以及尿中有糖,是一种多病因的代谢疾病,伴随因胰岛素分泌和/或作用缺陷而引起的糖、脂肪和蛋白质代谢紊乱。糖尿病的发生与遗传、环境、感染、饮食习惯等有关,医

二、痛并快乐的"糖"——常见糖尿病饮食误区

学界对其致病机制还未完全清晰,不是单纯多吃糖能引起的。正常人的血糖之所以保持在正常范围,是因为胰岛功能好,能分泌足够的胰岛素进行调节。如果体内的胰岛素相对或绝对不足,从而影响了对血糖的调节,才出现了血糖升高,最终导致糖尿病。

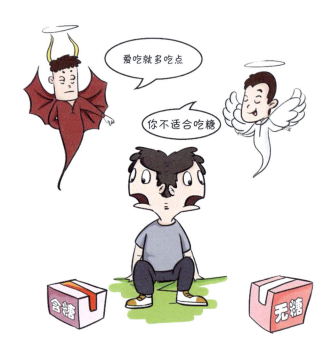

糖尿病患者是可以吃糖的,只是要控制量。我们用血糖指数(glycemic index,GI)来衡量我们摄入的糖对血糖的影响作用,GI高的食物比GI低的食物更容易引起餐后血糖升高。研究证明,蔗糖的GI并不高(65),与小米粥接近,却比大米饭低很多(83.2),也就是说吃大米饭比吃等量的蔗糖更容易升高血糖。那么我们在挑选食品的时候就要注意了,不仅要关注品牌、生产日期和保质期,还要关注食物成分和GI。

生活中,我们说的"糖"大多是指甜的食物,而食物的甜味是由葡萄糖、果糖、蔗糖等单糖或者双糖提供的。葡萄糖血糖生成指数较高,蔗糖、麦芽糖和乳糖在体内的分解产物中有葡萄糖,所以糖尿病朋友们不宜吃,包括白糖、红糖、冰糖、麦芽糖、水果糖、巧克力糖、蜂蜜、蜜饯、含糖饮料、糕点等。果糖能够刺激胰岛素分泌,但也会在体内转化为葡萄糖,所以也不宜多吃。

但是糖尿病患者如果想吃甜食,可以用含甜味剂的食品来代替,因为甜味剂不会使血糖升高。糖尿病朋友们适宜吃的甜味剂有木糖醇、甜叶菊类、果糖、糖精、氨基糖或蛋白糖类。木糖醇的升糖速度远低于葡萄糖,但吃多了可能会引起腹泻;甜叶菊类食用后不增加能量的摄入,也不引起血糖波动;果糖可以满足口感,不会引起血糖剧烈波动,但如果摄入过多也会影响血糖控制;糖精甜度很高,不宜摄入过多。

糖尿病患者在选择食品的时候需要从多个细节入手。首先,需要了解食品的含糖量,这是避免摄入过多糖的第一步。同时还要注意,完全不含蔗糖、不含淀粉的食品是不存在的,食物中糖的来源不仅是能产生甜味的蔗糖、果糖、乳糖等,像面包、饼干、米饭等碳水化合物本身就是糖类,他们进入人体后经消化转化为葡萄糖,同样会对血糖产生影响,如果不注意控制量,对体重增加也是有明显作用的。

3. 糖尿病患者吃糖需要注意什么

餐前不要吃糖。甜食可以延缓胃肠道蠕动和胃排空,抑制食欲。有的人在餐前喜欢喝含糖饮料,直接会导致正餐食量减少,营养摄入会失衡。所以,建议餐前1小时禁止摄入任何甜食。

餐后不宜立即进食甜食。很多人习惯在正餐后吃点甜品,这样是不合适的。因为进餐后血糖会升高,人体胰腺会分泌胰岛素来降低血糖。如果餐后立即进食甜食,会让血糖负荷太大,需要胰腺分泌更多的胰岛素,加重了胰腺负担,所以糖尿病患者尽量避免餐后吃甜食。但需要随身带一点糖果,因为糖尿病患者容易突发低血糖,引起头晕目眩,吃一颗糖能迅速升高血糖,缓解症状。

所以,糖尿病患者是可以吃糖的,但是一定要把握吃糖的度。

(二)"降糖神器"——牛蒡还是南瓜

糖尿病是一种终身性疾病,一旦患上,就要和血糖斗争一辈子,定时定点吃降糖药是控制血糖必不可少的一项任务。现在很多"专家"都在推荐降糖食物,希望能用降糖食物来代替药品,其中牛蒡和南瓜就被捧上了天,我们就来分析分析吧。

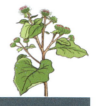

1. 牛蒡能降糖吗

牛蒡的根部为食用蔬菜,富含菊糖、蛋白质、维生素、胡萝卜和膳食纤维等营养成分,市场上较为常见,也是我们俗称的牛蒡。但是,牛蒡降糖其实说的是牛蒡子,与市场上常见的块茎状的牛蒡根不同。牛蒡子是牛蒡的干燥成熟果实,被历版《中华人民共和国药典》收录,味辛苦,性寒,入肺胃经,有疏散风热、清利咽喉、解毒透疹、止痛消肿的功效。药食两用,保健价值高。

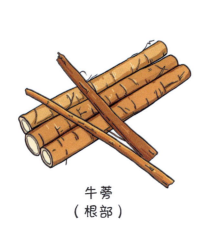

牛蒡
(根部)

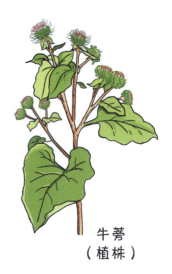

牛蒡
(植株)

临床报道，牛蒡子对糖尿病患者有满意的降糖效果，因其能刺激胰岛素分泌、促进胰高血糖素样肽-1释放，因此能够改善糖耐量及降低糖化血红蛋白水平。不仅如此，牛蒡子对肾脏也有保护作用，能够改善糖尿病肾病各期患者的症状，同时对糖尿病视网膜水肿和视网膜脱落也有改善作用。牛蒡虽然从一定程度上能辅助降糖，但是不能完全用来代替药品进行降糖治疗，如果要食用辅助降糖，需要听从专业医疗人员的指导。

2. 南瓜能降糖吗

"南瓜"治疗糖尿病曾风靡一时，不少糖尿病患者"批发"南瓜存放在家，早也吃，晚也吃。有的商家把南瓜风干制成南瓜粉，注明：治疗糖尿病的用量是每次 50 克，每天 3 次。

那么南瓜究竟能不能降血糖呢？

南瓜属葫芦科植物果实，在传统中医学中具有较高的药用价值。现代营养学认为，南瓜含有较丰富的营养成分，比如多种维生素（尤其是胡萝卜素）、常量元素（钙、磷等）、微量元素（铁、锌等）。南瓜作为一种含有糖分和能量的食物，一定会升高血糖，它的血糖指数（GI）为 75，也就是说南瓜进入胃肠后消化快、吸收率高，葡萄糖释放较快，进入血液后峰值较高。

南瓜中的南瓜多糖经动物实验在一定剂量是可降低四氧嘧啶诱发的小鼠糖尿病的血糖的，其机制是增加胰岛素分泌。如果用南瓜多糖降血糖，要用多少南瓜才能提炼出来有效剂量啊？如果一个人体重 60 千克，按小鼠的剂量，要吃几千克多糖，能耐受吗？还有的资料报道，给小鼠的南瓜多糖剂量是 500 克/千克和 1 000 克/千克，降低餐后血糖的有效率达 80%，降低空腹血糖达 70%。也有报道从 1 000 吨南瓜中可提取 5 吨南瓜多糖。

南瓜虽然口感甜，但实际含糖量并不高，100 克南瓜中含碳水化合物仅为 5.3 克，此外还含有大量果胶，是一种可溶性纤维，与淀粉类食物混合后，提高胃内容物黏稠度，延缓胃排空，使碳水化合物吸收变慢。所以，糖尿病朋友每天可以吃不多于 200 克的南瓜来代替一部分主食（米面等）。但是南瓜毕竟是含糖的食物，是不能代替药物来降糖的，因此不能不加限制地大量进食南瓜，或者单吃南瓜而不服用正规降糖药物。

3. 哪些食物能辅助降糖

苦瓜,含有类胰岛素成分,有明显控制血糖的作用,能够促进葡萄糖分解,但食用后容易在消化道被分解。黄瓜,含水量大,也含有丰富的维生素C、胡萝卜素等,热量低,糖分少,还有清热、利水、消肿的效果。西红柿,富含多种维生素,有的糖尿病患者血糖控制得不好,无法进食含糖水果,这时候西红柿就是最好的选择,不仅能补充维生素,还含有果胶,促进肠蠕动,减缓糖分吸收。菠菜,含有胰岛素样物质,有助于稳定血糖。燕麦,含有丰富的B族维生素和锌,这些成分对糖类和脂肪代谢有一定调节作用,有助于降低总胆固醇,改善胰岛素抵抗,其含有的可溶性纤维可减缓肠道分解和吸收碳水化合物的速度,帮助稳定血糖。荞麦,富含人体必需氨基酸中的赖氨酸,还含有黄酮成分,均有很好的降糖作用,可以经常食用荞麦馒头以代替部分升糖指数高的主食。大蒜,富含硒,对胰岛素合成有一定作用,帮助减轻病情,稳定血糖。海带,含60%的岩藻多糖,是优等食物纤维,帮助延缓胃排空和食物通过小肠的时间,对控制血糖波动及缓解病情进展都有一定的作用。

无论是牛蒡、南瓜还是其他的有降糖功能的食物,对于糖尿病患者都是有一定好处的,但是不能用这些食物完全代替药物来进行血糖控制和治疗,可以在主治医师的指导下适当增加这类食物的摄入,但千万不能喧宾夺主。

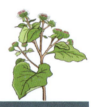

(三) 水果是毒药吗

很多水果口感甜蜜,水果中甜的主要成分是糖(比如葡萄糖、果糖和蔗糖等),苹果、香蕉还有芒果等水果还含有少量淀粉。如果食用不当,会升高血糖,使血糖无法平稳控制,这给糖尿病患者一些误导,认为水果是毒药,一点也不能碰。但是水果富含多种维生素、矿物质和膳食纤维,色泽鲜艳,口味好,哪里能让糖尿病患者完全割舍?

1. 糖尿病患者到底是否应该吃水果呢

水果富含多种维生素,不同水果所含的维生素种类不同,比如柑橘类含维生素C的比例较高。水果也含有丰富的膳食纤维,具有抗氧化能力,以及多种植物化学物,对健康有积极作用,同时新鲜水果的血糖指数和血糖负荷比较低,比如苹果、梨、柑橘、杏、蓝莓等,对控制血糖有积极意义。

根据大量流行病学研究得知,水果中的维生素C能降低糖化血红蛋白、空腹血糖和餐后2小时血糖。每天摄入400克水果的人和没有达到这个标准的人相比,检测出糖耐量受损的概率要少23%。随着水果摄入量增加,糖尿病风险有降低趋势。

水果中含有花青素、白藜芦醇、绿原酸、槲皮黄酮、柚皮苷等多酚类物质,大量基础研究表明,水果中的这类物质可以改善葡萄糖体内稳态和胰岛素抵抗,对于减少糖尿病患病风险具有保护作用。

水果中的大量膳食纤维可以增加肠液内容物的黏稠度,阻碍葡萄糖扩散,可逆地吸附葡萄糖,降低肠液中葡萄糖有效浓度,抑制淀粉酶活性,延长淀粉的酶解时间,降低葡萄糖的释放速率,因此对糖尿病朋友是极好的。

特别提醒一下,水果与果汁不能画等号。很多朋友喜欢喝果汁,认为果汁和水果一样。但研究证明,果汁并不能降低糖尿病的风险,甚至还具有增加糖尿病风险的趋势。因为市售的果汁大多会添加糖来丰富其口感,这样喝果汁就增加了糖的额外摄入机会。果汁中不含有膳食纤维,也是对水果的一种浪费,降低了水果本身对糖尿病的保护作用。

2. 吃水果有这么多好处,那么我们能随便吃吗

当然不是,不过我们只要掌握好吃水果的时机、时间、种类和数量,就可以放心大胆地吃水果啦。

当血糖控制得比较理想的时候,我们可以适当吃一些水果。那什么时候血糖算理想呢?空腹血糖控制在140毫克/分升(即7.8毫摩尔/升)以下,餐后2小时血糖控制在200毫克/分升(即11.1毫摩尔/升)以下,糖化血红蛋白控制在7.0%以下,没有经常出现高血糖或低血糖就可以了。如果血糖控制得不理想,建议暂时不要吃水果,用西红柿、黄瓜等蔬菜代替,等血糖控制理想后再食用。

我们还需要注意吃水果的时间,比如餐后不要马上吃水果。建议在两次正餐之间的时间吃水果,比如上午 10 点或者下午 3 点,这样不会增加胰腺负担。

水果的种类也很重要,因为各种水果含碳水化合物为 6%~20%,糖尿病朋友应该选择含糖量相对较低或者 GI 较低的水果。100 克水果中含糖量在 10 克以下的水果有青梅、西瓜、柠檬等,这一类水果糖尿病朋友们可以选择;含糖量在 10~20 克的水果有香蕉、石榴、橘子、苹果、梨、荔枝等,要在血糖控制平稳的时候适量摄入;含糖量超过 20 克的水果有枣、香蕉等,特别是干枣、蜜枣、柿饼、葡萄干、杏干、桂圆等制过的水果或干果,含糖量极高,糖尿病朋友要禁止食用。每 100 克水果含糖量对比见附表 3-1。

我们也可以参照水果的血糖指数(GI)来选择水果。GI 是食物与葡萄糖相比,升高血糖的速度和能力,以葡萄糖(GI=100)为标准,55 以下的食物为低 GI,55~70 之间为中等 GI,70 以上为高 GI 食物。为了减少水果对血糖的影响,糖尿病朋友最好选择低 GI 水果,如果选择高 GI 水果,那么需要注意控制摄入总量。附表 3-2 列举了一些水果的 GI 作为参考。

最后,我们要控制吃水果的量。一般来说,每天吃 200 克左右的水果较为合适,因为我们要保证每天摄入的总热量不变,所以应该相应减少含同等热量的主食(25 克)。

水果对糖尿病朋友来说不是毒药。我们怕吃水果是因为水果中的糖分能迅速升高血糖,但是不同糖尿病朋友可能情况不一样,应该根据自身情况选择水果。建议糖尿病朋友们在吃水果前和吃水果后 2 小时均测量一下血糖,了解自己是否适合这种水果,就能帮助您找到最适合的水果。

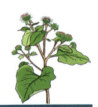

(四)无糖等于随便吃吗

1. 无糖食品真的无糖吗

近年来,市场上销售火热的"无糖食品"深受糖尿病朋友们的喜爱,因为

二、痛并快乐的"糖"——常见糖尿病饮食误区

"无糖"就意味着他们可以放心大胆地吃。这是真的吗?其实无糖食品是为了迎合喜欢甜食的糖尿病患者、肥胖者、高血脂以及儿童预防龋齿而制作的。有各色点心、面包、糕点、饮料和糖果,其中的甜味来自甜味剂,不额外添加蔗糖、葡萄糖等。

那么是不是食品无糖,比如超市卖的无糖饼干和无糖沙琪玛,糖尿病患者就可以随意吃呢?

《食品安全国家标准 预包装食品营养标签通则》(GB 28050—2011)规定:"无或不含糖"是指固体或液体食品中每100克或100毫升的含糖量不高于0.5%(即0.5克)。也就是说,标签上标识"无糖"或"不含糖"其实也含有少量的糖。现在很多商家为了增加销量,在包装上标注"未添加蔗糖",但用其他单糖(葡萄糖、果糖)或者双糖(乳糖、麦芽糖)代替,同样会引起糖尿病朋友的血糖波动。

我们一般认为,食品中的甜味是来自白糖、冰糖等,但在医学上,糖又叫碳水化合物,包括了单糖、双糖和多糖。葡萄糖、果糖属于单糖;蔗糖、乳糖、麦芽糖属于双糖;我们平时吃的米面等主食是淀粉类,属于多糖。而多数"无糖食品"是以米面等淀粉食物作为载体,进入体内同样会被消化道分解、转化为葡萄糖,被肠道吸收利用。

在各类糖中,单糖是人体吸收速度最快的,双糖次之,多糖需要多次分解才能被人体吸收,速度较慢。所以糖尿病朋友应尽量避免选择吸收较快的单糖和双糖,以免进餐后血糖猛增。

市场上的"无糖食品"大多数只是做到不加蔗糖而已,或者用木糖醇等甜味剂代替蔗糖。实质上食品本身还是淀粉类多糖,例如"无糖蛋糕",虽然没有加蔗糖,并且添加了膳食纤维和某些微量元素,但是蛋糕本身还是用粮食做的,主要成分为淀粉,和我们日常吃的馒头、米饭吸收的糖分和产生的热量没有区别,所以如果把"无糖食品"当作首选,无限量地吃,同样会引起血糖升高,加重病情。

简单举个例子:

首先看一个无糖豆沙包馅心的用料:红豆50克+阿斯巴甜3克,营养成分:能量约180千卡,蛋白质4克,碳水化合物40克;面皮:面粉25克,营养成分:能量90千卡,蛋白质2克,碳水化合物20克。一个豆沙包提供能量360千卡,蛋白质8克,碳水化合物60克。

再看50克无糖萝卜丝饼:外皮用油酥面皮,用油和面调制,50克面粉+25克油。营养成分:能量405千卡,脂肪25克,蛋白质4克,碳水化合物40克;

馅心用萝卜和油调配,营养成分:能量50千卡,脂肪5克。50克无糖萝卜丝饼的营养成分:提供能量455千卡,脂肪30克,蛋白质4克,碳水化合物40克。

从以上可以看出,无糖食品仅仅是没有额外加糖,但食物本身的原料中碳水化合物含量就很高,导致50克无糖食品只能减少很少能量,脂肪没有减少。一个25克面粉制成的豆沙包相当于100克面粉做成的馒头。

有人戏称"无糖食品"是糖尿病的陷阱食品。所以,糖尿病患者不能把它当作休闲食品不加控制地吃。如果喜欢吃,应该将该"无糖食品"计入粮食量,同时减少脂肪和烹调油的量。

2. 我们应该怎样正确对待"无糖食品"呢

第一,我们要选择正规大中型企业或专门生产糖尿病食品企业的产品,他们制作规范、配料严谨、标识清楚、质量可靠,让人放心。

第二,我们在选购"无糖食品"时不仅要看"无糖食品"的标签,还要看看配料表和营养成分表,看看该产品添加了哪种甜味剂,是木糖醇还是麦芽糖醇等。对于"无蔗糖"的标签,我们注意看配料表中是否含有葡萄糖等其他糖类。

第三,即便是"无糖食品",我们也不能不限量地吃。糖尿病治疗方案中饮食疗法是指控制主食和副食的量,而不是糖的量,即便是无糖食品也不能无限制食用。因为无糖食品还是会产生热量,我们要把这部分热量计算在每天应该摄入的总热量中,适当减少其他食物的摄入。而且,最好在餐前餐后进行血糖监测,看看这种"无糖食品"是否会让血糖明显升高,如果有明显升高,就必须立刻停止食用。

最后给大家强调一点,"无糖食品"没有任何治疗功效,不能替代降糖药。

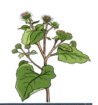

(五)吃得越粗越素,离糖尿病越远吗

前面提到,糖尿病的发生是一个复杂的过程,受到遗传、环境、饮食和生活习惯等因素的综合影响,所以单只是吃得越粗越素不能确保能远离糖尿病。

二、痛并快乐的"糖"——常见糖尿病饮食误区

随着人们对膳食营养的重视,越来越多的人认识到吃粗粮和蔬菜水果对人体健康的益处,于是开始转向吃粗粮和增加蔬菜水果摄入量。粗粮中含有丰富的膳食纤维和B族维生素,蔬菜水果中也富含各种维生素、矿物质以及膳食纤维。膳食纤维可以增加粪便体积,对人体大肠有机械性刺激,能有效促进肠蠕动,使大便变软通畅,刺激结肠内发酵,对预防消化道疾病和心血管疾病都大有益处。但再好的东西也需要适度摄入,如果不加控制地超量摄取,不仅难以起到保健康防疾病的作用,反而会有损健康。

1. 吃得越粗越健康吗

研究发现,吃得越粗也不一定有利于健康。因为粗粮加工不充分,外皮坚硬,易引起消化不良,也影响粮食中蛋白质和一些微量营养素的吸收,特别是老年朋友们;并且,粗粮吃得太多会影响机体对钙、铁、锌等矿物质的吸收。

另外,就吃粗粮的量而言,100克粮食的淀粉含量为70%~80%,杂豆60%左右,所以它们差别并不是很大,所以吃粗粮的量应该和吃精白米面的量一样。我们糖尿病朋友们每天控制总碳水化合物的量,所以不能因为粗粮好就不加控制地多吃,而是应该用同等量的粗粮来代替精白米面。比如,以前每天吃250克大米,现在可以改为吃200克粗粮或者150克粗粮。因为粗粮的饱腹感比精白米面强,完全可以做到既减量又避免饥饿和低血糖。

所以,我们不能盲目地吃粗粮,应该将其作为细粮的补充,粗细搭配,适可而止,比如每天吃1~2顿粗粮或者每顿吃一半粗粮,这样才能均衡。

2. 吃素又如何呢

吃素,一般是指饮食中只摄入谷类、蔬菜、水果等植物性食物,这样大大增加了纤维素、维生素和矿物质的摄入,但同时也放弃了动物性食物中的优质蛋白质和脂肪。糖尿病饮食推荐"平衡膳食",这里就包括了荤素搭配。我们知道,动物性食物中蛋白质氨基酸的组成与人体需要最接近,是必要的优质蛋白质的来源,同时也富含脂溶性维生素,铁、锌等微量元素含量丰富,是我们饮食中无可或缺的部分,是植物性食物无法替代的,有益于人体健康。如果吃得太素,那么蛋白质和脂肪供给不足,营养素比例失调,整个人会显得面黄肌瘦,没

有精神,注意力不集中,体力下降,严重者会导致贫血。所以建议糖尿病朋友们要将各种肉类食物交替并适量食用,推荐摄入量顺序为:没有腿的 > 两条腿的 > 四条腿的。意思是相同重量的肉类,鱼肉比鸡肉好,鸡肉比猪牛羊肉好,因为鱼类的脂肪类型优于猪牛羊肉,热量更低,而禽类介于两者之间。这里要注意,糖尿病患者要注意膳食胆固醇的摄入,因为肉类食物摄入过程中会无意间增加胆固醇摄入量,所以需要注意控制肥肉、动物内脏和肉皮(鸡皮、鸭皮、猪皮等)的摄入。

所以,远离糖尿病不是只靠粗粮和素食就可以达到目的的。均衡膳食,饮食规律,经常适量进行身体活动,控制体重,减少压力,调节负面情绪,都是远离糖尿病需要注意的地方。

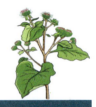

(六)主食严格控制,零食随意吃吗

当然不是。这种说法早就已经过时了。20世纪三四十年代,糖尿病的饮食疗法原则为低热量、低碳水化合物,并认为碳水化合物是引起血糖升高的重要原因。因此,那个时候对富含碳水化合物的主食量控制极为严格。虽然这一饮食治疗原则早已被淘汰,但在临床上仍可见到这种现象。

1. 糖尿病患者需要摄入碳水化合物(即常说的主食)吗

答案是肯定的。正常人体内蛋白质、脂肪和碳水化合物三大物质需保持一定的比例才能顺利地进行代谢,否则将发生代谢紊乱。比如只吃含脂肪和蛋白质的食物,正常人也很快就会出现代谢异常。因为脂肪要在体内进行正常代谢,需要足够的碳水化合物才能彻底完成,若碳水化合物供给不足或代谢紊乱,脂肪就会氧化代谢不全,其中间代谢产物酮体就会大量积聚在体内,继而出现酸碱平衡紊乱等一系列表现,危害身体健康。碳水化合物的主要作用是供给热能,若供给不足,体内蛋白质被动员分解,机体呈负氮平衡,影响肝、肾正常功能。碳水化合物还是促使胰岛素合成和分泌的最佳刺激物质,如果一个人一段时间不进食碳水化合物,处于饥饿状态,一旦进食,由于暂时的胰岛素分泌功能的障碍,可出现一过性高血糖和糖尿。

2. 糖尿病患者需要控制主食摄入吗

需要,但应听从医生的指导。科学技术的发展带来了新的知识,改变了疾病的治疗方法。随着微生物胰岛素的问世和对糖尿病临床研究的不断深入,人们逐渐认识到碳水化合物摄入过少会导致脂肪代谢紊乱加剧,还能损伤合成和分泌胰岛素的胰岛 B 细胞,从而引起多种并发症。对糖尿病患者饮食疗法中碳水化合物量的控制因此放宽了许多,由最初占总能量的 20% 左右增至目前的 60% 左右。在控制糖尿病患者总能量的基础上,一般认为碳水化合物占总能量的 45%~60% 是比较合理的。

3. 糖尿病患者如何控制主食摄入呢

第一,糖尿病患者可选择用粗粮代替精制粮,选择血糖指数较低的食物,如燕麦片、荞麦面、莜麦面、玉米面和混合面等。

第二,适当控制主食量:在一般情况下,休息的患者每天吃主食(米、面、玉米、荞麦等)250~300 克;轻体力劳动者每天 350~400 克;重体力劳动者每天 450~550 克;待血糖下降和尿糖减少后可适当增加主食 25~50 克。主食要轮换食用或混合食用以提高营养价值,灵活掌握使体重维持在标准范围之内,病情波动时及时调整。控制饮食绝不意味着尽量少吃,因为长期体内热量不足可导致机体自身消耗,消瘦、抵抗力减弱可加重糖尿病病情。因此糖尿病患者要遵照医嘱合理安排每天总热量,蛋白质、脂肪及碳水化合物的比例要适当,制定适合自己的较理想的食谱。

4. 主食控制好了,那零食就随意吃吗

当然不是。不少糖尿病患者存在认识误区,认为控制饮食就是限制主食,少吃面食、大米等,而零食可以随便吃。主食固然是血糖的主要来源,但零食也是不容忽视的。零食中的脂肪和蛋白质进入体内同样可以转化为葡萄糖进

入血液。蛋白质和脂肪在代谢过程中分别有约58%和10%变成葡萄糖。有的零食,如坚果、肉干、糖果中含有较高的能量,如150克花生所供能量几乎是等量粮食的2倍。像这类食品吃多了,总能量摄入超出控制范围,导致体重增加、血脂升高,对病情控制十分不利。

5. 为什么零食不能随意吃

糖尿病饮食治疗的目的之一是要保持体重在标准范围内,肥胖者实施低热量饮食,消瘦者实行高热量饮食。衡量饮食多少的主要指标是热量,即各种营养物质被利用后所释放出来的热量。

制定食谱时要依据患者的理想体重、现有体重及劳动强度等确定出每天所需的总能量。我们平时说的主食所含主要成分是碳水化合物,每1克碳水化合物完全消化吸收后产生热量约为16.7千焦(4千卡),它提供每天所需能量的50%~60%。而零食如花生、核桃等,其含脂肪较多,产生的热量比糖类还高,每1克脂肪可产生37.6千焦(9千卡)的热量。如果我们只注意限制主食,对大米、面粉制品等严格控制,但放松了对零食的控制,大量进食坚果或含糖较高的物质,产生的热量仍然很多。如果患者进食了较少的糖类,而进食了较多的蛋白质和脂肪,后者除了发挥自身的作用外,还有糖异生作用,即通过体内一系列酶的作用转化为糖类,而且进食蛋白质和脂肪过多可提供大量的能量,糖的利用和消耗就会减少,进而促使血糖升高。糖尿病饮食治疗除了减轻胰岛细胞负担和有利于血糖的控制外,还有很重要的一点就是有利于改善血脂代谢,因为糖尿病患者易引发脂代谢紊乱,而血脂异常与糖尿病血管并发症有直接的关系。糖尿病患者要求饱和脂肪酸提供的热量应少于10%,很多零食(如薯片、坚果等休闲食品等)中饱和脂肪酸的含量很高,对这类零食也应该限制。

严格控制主食不等于不吃,也不意味着可以吃更多的零食。制定严格的饮食标准,严格定量定时进餐,主副食都要控制,不能主食控制零食随便。糖尿病患者主食、零食的搭配应个体化,控制总热量,合理配餐,根据从事的工作、身体胖瘦及有无并发症等适当地调整。

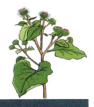

（七）多吃肉就能降糖吗

答案是不能。肉类中含有丰富的蛋白质，对人类的健康来说是必要的。含动物性蛋白的食物主要是鸡、鸭、鱼、猪、牛、羊肉等肉类，熟肉的蛋白质含量更高达 60% 左右。因此，如果一天吃 100 克的肉，所摄取的蛋白质就已经达到了 60 克左右。每克蛋白质在体内氧化可产生 4 千卡能量，多吃肉依然会提供高能量。中国居民膳食指南推荐一个成年人平均每天鱼、禽、蛋和瘦肉摄入总量为 120~200 克。

1. 糖尿病患者可以吃肉吗

当然可以，肉肉这么美味。不只是美味，肉类也有重要的营养价值。有些糖尿病患者觉得这也不能吃，那也不能碰，整日"吃草"，过着苦行僧一般的生活。很多人更是因为怕升糖，平日里一点荤腥都不沾。提到肉，连忙摆手，"不敢吃，不敢吃！"但事实上，肉是人体蛋白质的重要来源，肉类中有大量的优质蛋白，与植物提供的蛋白质相比，动物蛋白更接近于人体蛋白质，颗粒小更容易被人体消化、吸收和利用。而且动物性蛋白质所含必需氨基酸较多，且赖氨酸含量较高，有利于补充植物性蛋白质中赖氨酸的不足，组成更适合人体需要。因此适当吃肉对糖尿病患者是有好处的，肉类还含有维生素、微量元素等营养素，如果完全不吃肉还会对血糖控制适得其反。

2. 既然吃肉有好处，是不是糖尿病患者能放开肚皮使劲吃，做个快乐的肉食动物呢

很遗憾，肉虽好，健康更重要。肉是可以吃，但是也不能随便吃。有些糖尿病患者认为，血糖高只是因为主食、糖分摄入过多引起的，不吃主食、戒掉糖，多吃肉血糖也不会升高了。但是这种认识是不对的！不对的！不对

的!——重要的事情说三遍。

三大供能物质——碳水化合物、脂肪、蛋白质在体内都可以进行氧化分解,作为能源物质使用。但它们供能有着先后顺序,按照碳水化合物、脂肪、蛋白质的顺序供能。糖尿病患者体内糖类代谢发生障碍时,脂肪和蛋白质来供能,当碳水化合物和脂肪摄入量都不足时,蛋白质的分解就会增加。如果长期摄入过量蛋白质,过多的蛋白质可通过糖异生生成葡萄糖,从而引起血糖升高,而且蛋白质在体内能转化为脂肪,长期高脂肪饮食也会加重胰岛素抵抗逐步引发高血糖。而且蛋白质代谢后还会产生含氮废物,如氨、尿素及尿酸等,在体内堆积会伤害身体,需及时排出。如果摄取适量的蛋白质,含氮废物会随尿液排出;但如果蛋白质过量,排出过多含氮废物就会增加肾脏负担,久而久之,可能引发肾损伤。如果每天进食以肉为主,甚至取代了谷物、豆类、蔬菜和水果等物质,也会造成纤维素摄入不足,出现便秘、水肿等症状。

3. 糖尿病患者怎么吃肉才能既营养又不升高血糖呢

那就要在选择上下功夫了。鱼肉是首选,鱼肉中含有丰富的蛋白质、维生素,这是人体所必需的物质。其次是鸡、鸭、鹅等家禽肉,相比常见的畜肉,鸭肉的蛋白质含量更高,其脂肪含量适中且分布较均匀,所以对于糖尿病患者来说也是很不错的食疗选择。牛肉中的锌除了支持蛋白质的合成、增强肌肉力量外,还能提高胰岛素合成的效率,其中的铬可增强胰岛素敏感性、改善葡萄糖耐量,硒能促进胰岛素的合成。一周吃1次牛肉即可。尽量不吃的肉食有:午餐肉、香肠、猪肉松、火腿、羊肉、猪脑、羊脑、牛脑、炸鸡,因为这些肉类都含脂肪比较多,在吃肉的时候应尽量选择脂肪比较少的肉类。

4. 糖尿病患者吃肉的量是多少呢

糖尿病患者饮食控制中的蛋白质摄入量控制与正常人相似,摄入蛋白质中要确保有30%以上的优质蛋白质,以防止患者出现负氮症,成年男性的蛋白质摄入推荐量为65克/天。一般糖尿病患者的蛋白质推荐摄入量为1.0克/(千克体重·天),肾功能异常(如有肾小球滤过率<30毫升/分钟等)的糖尿病患者蛋白质推荐摄入量低于0.8克/(千克体重·天)牛奶、鸡蛋以及鱼类食物是补充蛋白质的主要食品。如果一般糖尿病患者的体重为100斤,则每

天应摄入不少于50克的蛋白质,蛋白质摄入量应占总热量的15%~20%,这个也不是特别的死板,每天适量地吃上几块就可以了。不吃或少吃肥肉和动物内脏,如心、肝、肾、脑等,因这类食物都富含较高的胆固醇,糖尿病患者一般都会出现血脂异常,高胆固醇会让病情雪上加霜,糖尿病患者一定要少吃。

总之,对于糖尿病患者来说不是一点儿肉都不能吃,也不是多吃肉就能降血糖。关键还是饮食结构要合理,以低脂肪高蛋白肉类为主,烹调肉类少油少糖,结合日常运动,才能有效控制血糖。

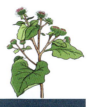

(八)多吃点食物只需加大口服降糖药或多用胰岛素就行了吗

答案当然是不行。服药一定要遵照医嘱执行,不能随意增减改动。糖尿病患者有多食、多饮、多尿和体重减轻的特点,因为糖尿病患者代谢功能障碍使得葡萄糖不能有效地利用而直接排出体外,机体供能不足导致日常生活中很容易产生饥饿感,一不小心没控制就容易多吃。

1. 为什么不能随意吃药或者打胰岛素

因为急于降低血糖的患者不注意剂量,擅自服用比医嘱过量的降糖药或加大胰岛素的注射剂量,这样极易造成低血糖。高频率地发生低血糖会对患者血管及脑部产生损伤,严重休克者甚至会有生命危险。另外,降糖药大多通过肝、肾代谢进行排泄,增加降糖药的用量会增加对肝、肾的损害,产生毒作用的同时也易产生抗药性。

2. 万一降糖药吃过量了低血糖怎么办呢

服用过量的降糖药最常见的后果就是低血糖,低血糖症状有头晕、休克昏迷等。因此糖尿病患者应随身带点糖果、巧克力或饼干,出现心慌、饥饿、手足颤抖、头晕、精神恍惚时,迅速吃点糖果,即可缓解症状。服用阿卡波糖片者,应常备葡萄糖以便救急。出现意识丧失、抽搐甚至昏迷时,应迅速静脉推注葡萄糖注射液急救。

糖尿病患者用药要有规律,要定时定量地服用。糖尿病专家表示,糖尿病患者用药不到位或用药不当,不仅不能控制糖尿病,反而对身体造成很大伤害,甚至有生命危险。例如格列苯脲片的说明书上都清楚地标有使用禁忌和副作用,包括腹泻、恶心、头痛、胃痛、肝功能损害等不良症状,如果长期大量服用格列苯脲片,最终会造成严重的低血糖和肾病,在临床上就有服用过量导致死亡的病例。

3. 如果忘记服药,能自行补救吗

口服降糖药物很多,不同降糖药的作用机制不同,用量、服药时间上也不一致,一旦漏服或是过量服用,血糖就会有所波动甚至产生危险。如磺脲类药物需在每次进餐前30分钟服用,临吃饭才想起来漏服,可以将吃饭的时间推迟30分钟。在两餐之间发现漏服了的话,应立即测量血糖水平,如果血糖水平仅有轻微升高,可通过增加活动量来降低血糖,不必补服。如果血糖水平明显升高,应减量补服此类药物,但不能把漏服的药物与下一次的用药一起服用。而α-糖苷酶抑制剂要求在进餐时与第一口饭嚼碎一起吃,餐后再吃效果下降,补服效果也可能较差。如果因为某些原因经常漏服降糖药的患者,可在医生指导下用一些降糖作用平稳的长效药物或缓释片。

4. 不能自行服药,胰岛素能自己打吗

在医生的处方指导下,患者能自行注射胰岛素。胰岛素是机体内唯一降低血糖的激素,同时可以促进糖原、脂肪的合成。糖尿病患者临床上常用促泌剂类药物,这类药物的主要作用机制是促进胰岛B细胞分泌胰岛素,如果按照医生推荐的剂量服用,可以达到有效控制血糖的目的。

5. 能自己打胰岛素,那是不是多吃一顿加大注射剂量就行呢

若因为多吃食物而不断加大该类药物的剂量,则会进一步加重胰岛 B 细胞的负担,促使胰岛 B 细胞分泌功能快速衰退,长此以往的后果就是口服降糖药的疗效逐渐下降甚至于完全失效,还会因为加大药物剂量引起低血糖反应,对糖尿病预后非常不利。随意加大胰岛素剂量,不仅增加低血糖的发生概率,患者还常常出现饥饿感,反应性进食增多。胰岛素使用过量,患者会突然感到头痛、眩晕、欲吐,且行动笨拙、发抖、视觉模糊、心跳加快、言语含糊、大汗淋漓、行走困难、神志不清。严重者可发生惊厥或昏迷,如果不及时予以救治,甚至会死亡。糖尿病患者未摄入足够的食物以平衡其胰岛素剂量,也就是说,如果遗漏或延误了一餐,或呕吐、喝酒、活动量过度又未吃足够的食物,胰岛素休克也可突然发作。

一餐吃多了,不必恐慌,不要急于增大降糖药的量或者加大胰岛素的注射量。如果身体无不适,可随时监测血糖水平,适当增加运动,直至血糖恢复正常;若感觉身体不舒服,一定在医生指导下加大药量。在医患配合的同时更需要糖尿病患者及家属的足够重视、严密的血糖监测、严格的饮食控制,生活起居要规律,加强身体锻炼,日常用药严格遵医嘱,注意服药时间,切不可擅自用药。

三、合理膳食,均衡营养——
糖尿病一般人群营养管理

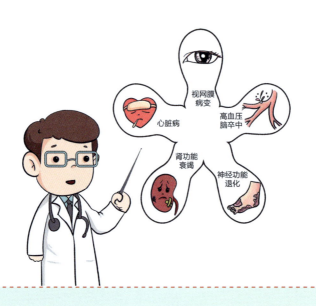

三、合理膳食,均衡营养——糖尿病一般人群营养管理

生活方式改善在糖尿病治疗中发挥着非常重要的作用,包括改变饮食习惯、增加体力活动等。其中,形成并坚持良好的饮食习惯对于糖尿病的预防和延缓病情进展贡献很大,糖尿病患者饮食应在遵循一定原则的情况下,尽量满足个人的饮食喜好,同时结合自身营养状况和血糖控制目标,制订科学合理的营养治疗方案,均衡分配各种营养素,达到个人的健康目标。

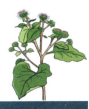

(一)糖尿病膳食基本原则

饮食治疗是糖尿病治疗的一项最重要的基本措施,无论病情轻重,无论使用何种药物治疗,均应长期坚持饮食治疗。然而,糖尿病患者如何进行科学合理饮食,这个问题可不简单。

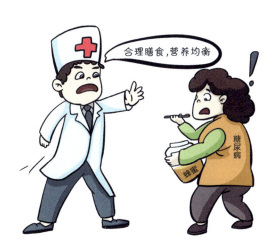

糖尿病患者饮食治疗总原则包括:控制每天总能量、保持合理饮食结构、保证合理餐次分配、多吃高纤维食品、坚持清淡饮食等,下面就听小编详细聊聊如何做到这几个原则吧。

1. 如何控制每天总能量

合理控制总能量摄入是糖尿病饮食治疗的首要原则。总能量应根据患者的年龄、体型和劳动强度等因素进行个体化计算,一般来说,不同劳动强度和体型的患者每千克体重所需要的能量见附表 3-3。计算过程如下:一个 50 千克体型正常的患者卧床期间每天能量的需要量计算方法为:50 千克 ×(15~20)千卡/千克 =750~1 000 千卡。控制能量总量的同时,三大产能营养素(蛋白质、脂肪和碳水化合物)提供的能量都要有一定的比例,如何根据自己所需的能量去选择适合自己的食物,在本章后面部分会有详细讲解。

而光管吃是不够的,糖尿病患者还应注意能量消耗和能量摄入保持平衡,每天要有规律的运动,运动方式以有氧运动(快走、慢跑、游泳、骑自行车等)为主,每周至少 150 分钟,对不同体型和年龄患者建议的运动方式如下:

年轻、肥胖者:骑有氧单车、练有氧操、中长跑。

体力一般与中年患者:乒乓球、羽毛球、篮球、网球。

老年患者:太极、散步、瑜伽、慢跑。

2. 什么才是合理的饮食结构

没有哪一种食物可以提供人体所需的全部营养,所以合理的饮食结构必须是由多种食物组成。糖尿病患者的饮食应根据个人的饮食习惯和爱好,尽可能做到食物多样,谷物、薯类、蔬菜、水果、肉、鱼、禽、蛋、奶、豆类,一个都不能少,而且同类食物也要经常进行互换,而且选择食物的时候也要有一定的技巧,要尽量选择对血糖影响比较小的食物,哪些食物对血糖影响较小,可参考本章如何合理选择食物部分的内容。

3. 如何做到餐次合理分配

少量多餐,灵活加餐,基本定时定量。

少量多餐是糖尿病饮食治疗原则之一,尤其适用于消化功能较差的患者,每天总食量不变,减少每餐的食用量、增加餐次有利于胃肠道的消化吸收,同时少量多餐还可以让葡萄糖得到均衡的吸收,如同服用延缓血糖吸收的药物一样,这样就可以避免血糖出现较大的波动,从而减轻胰岛 B 细胞的负担。

三、合理膳食，均衡营养——糖尿病一般人群营养管理

定时定量是指正餐，为了维持比较稳定的血糖水平，一日三餐要尽量定时定量，规律进食，两餐之间相隔时间以 4~5 小时为宜，早、中、晚三餐的能量应控制在总能量的 20%~30%、30%~35%、30%~35%；对注射胰岛素或用口服降糖药而病情依然波动的患者，为了避免出现低血糖的情况，每天可从三次正餐中分出 20~30 克主食留作加餐用，每天增加到 5~6 餐，加餐时间与正餐相隔 2 小时为宜。在血糖控制良好的情况下，也可以选择适量的奶类、水果或者坚果作为零食，零食能量建议占总能量的 10%。

4. 为什么要多吃高纤维食品

高纤维食品顾名思义就是膳食纤维含量较高的食品，膳食纤维可以分为溶于水和不溶于水两类。溶于水的膳食纤维吸水膨胀，可以吸附和延缓碳水化合物在消化道的吸收，不溶于水的膳食纤维能促进肠蠕动，加快食物通过肠道的速度，减少食物吸收，两者都具有缓解餐后血糖升高的作用，所以膳食纤维是糖尿病患者饮食的重要组成部分。溶于水的膳食纤维在水果、豆类和海带等食品中含量较高，不溶于水的膳食纤维在谷类和豆类的外皮及植物的茎叶部较多。

5. 如何做到清淡饮食

少油、少盐、少糖是必需的。

糖尿病患者易出现心脑血管等并发症，为防止出现并发症，必须限制膳食脂肪尤其是饱和脂肪酸的摄入量，因此糖尿病饮食治疗方案一定要控制食用油的摄入。

那么，糖尿病患者如何正确地使用食用油呢？

一是控制食用油总量。建议每天食用油用量控制在 15~25 克，另外，还应注意许多容易被大家忽视的"看不见的油脂"，如：瓜子、花生、核桃、松子、杏仁等坚果，虽然这些坚果类食物含有很多营养素，但是过多的食用也会造成油摄入量超标，常见坚果（重量以 100 克即 2 两）所含的脂肪重量（克）见附表 3-4。

二是优选富含不饱和脂肪酸的食用油。动物脂肪（除鱼油）含饱和脂肪酸和胆固醇较多，过多食用易引起高血压、动脉硬化、冠心病、高脂血症等疾病及

脑血管意外等疾病,植物油(除棕榈油、椰子油)大多富含不饱和脂肪酸,糖尿病患者宜食植物油、少食动物油,这样有助于降低血清胆固醇,减轻脂类代谢紊乱,优选的植物油有芝麻油、橄榄油、玉米油、葵花子油等。

三是减少多吃油的烹调方式。糖尿病患者最为主张的三种少油烹调方式有:凉拌、清蒸、炖,不建议选择煎、炒、炸等多油烹调方式。

限盐主要是控制每天食盐用量,糖尿病患者每天食盐用量不超过5克,如合并了高血压、肾脏疾病的患者食盐用量还应更少,同时还要尽量少吃含盐量高的食物如味精、酱油、盐浸加工食品、调味酱等。另外,因餐馆里的菜一般用油和用盐量比较多,因此应适当减少外出用餐次数或在外就餐时主动要求减少油盐用量。

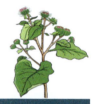

(二)糖尿病营养治疗的健康目标

营养治疗是糖尿病的基础治疗手段,通过调整饮食总能量、饮食结构及餐次分配比例,以达到以下几个目标:帮助患者达到或维持理想体重,预防营养不良发生;维持正常的血糖水平;减少心血管疾病的危险因素,包括控制血脂异常和高血压。

1. 怎样才算理想体重

肥胖是导致胰岛素抵抗最主要的原因,尤其是中心性肥胖,因此有的糖尿病患者知道自己得了糖尿病之后,就开始盲目控制饮食,殊不知糖尿病其实是消耗性疾病,盲目控制饮食的做法并不正确。超重／肥胖患者应该减重,目标是3~6个月减轻体重的5%~10%;而消瘦者则应通过合理的营养计划恢复并长期维持理想体重。

理想体重的估算方法是:理想体重(千克) = 身高(厘米) -105,在此数值上下浮动10%的范围内,均为理想。

2. 糖尿病患者容易缺乏哪些营养素

营养治疗目的是提供给患者均衡营养的膳食,满足患者对微量营养素的需求。前面已经讲到要食物多样,保证充足合理的营养,同时,应注意糖尿病患者容易缺乏B族维生素、维生素C、维生素D以及铬、锌、硒、镁、铁、锰等多种微量营养素,可根据营养评估结果适量补充,长期服用二甲双胍者应防止维生素B_{12}缺乏。

保证全谷物食品比例和蔬菜供应量,有利于维生素和矿物质的适宜摄入,经常晒太阳是人体廉价获得充足有效维生素D的最好来源,维生素B_{12}主要来源为动物性食品如肉、鱼、禽、蛋。

3. 什么是理想的血糖水平

理想的控制水平应包括理想的血糖和糖化血红蛋白(HbA1c)水平。《中国2型糖尿病防治指南(2017年版)》提出中国2型糖尿病综合控制目标包括空腹血糖在4.4~7.0毫摩尔/升,大多数非妊娠成年2型糖尿病患者,合理的HbA1c控制目标为<7%。病程较短、预期寿命较长、无并发症、未合并心血管疾病的2型糖尿病患者,并且没有低血糖或其他不良反应,应遵循更严格的HbA1c控制目标,如<6.5%;有糖尿病病程很长、预期寿命较短、有显著的微血管或大血管等并发症,并且有严重低血糖史,尽管进行了糖尿病自我管理教育适当的血糖监测、接受有效剂量的多种降糖药物包括胰岛素治疗,仍很难达到常规治疗目标的患者,适合于相对宽松的HbA1c目标,如<8.0%。

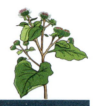

（三）如何合理选择食物

1. 糖尿病患者需要哪些营养素

营养素是指食物中能够维持人体健康以及提供生长、发育和劳动所需的各种物质，人体必需的营养素有蛋白质、脂类、碳水化合物、维生素、水和无机盐（矿物质）、膳食纤维（纤维素）7 类。

蛋白质是一切生命的物质基础，蛋白质主要来源于动物性食物如肉、蛋、奶等，动物性食物如乳、蛋、瘦肉和大豆还是优质蛋白质的主要来源。糖尿病患者糖异生作用增强，蛋白质消耗增加，且胰岛素也是一种蛋白质激素，因此应保证蛋白质的摄入量，尤其是优质蛋白质的摄入量应不低于总量的 1/3。

脂类可以储存和提供人体所需的能量和脂溶性维生素，同时也可促进脂溶性维生素的吸收。脂类主要来源于动物的脂肪组织和肉类以及植物的种子。动物脂肪含饱和脂肪酸和单不饱和脂肪酸较植物类多，植物油脂类主要含不饱和脂肪酸，且必需脂肪酸含量高于动物脂肪，为防止心脑血管并发症，建议糖尿病患者日常食用植物油。

碳水化合物是主要的供能物质，广泛存在于米、面、薯类、豆类和各种杂粮等食物中，糖尿病患者营养治疗开始时应严格控制碳水化合物的摄入量，经治疗有改善后应根据血糖、尿糖和用药情况随时调整。

维生素和矿物质主要功能是参与和调节人体的新陈代谢，糖尿病患者因主食和水果摄入量受限，且体内物质代谢旺盛，较易发生维生素和矿物质缺乏，糖尿病患者应保证充足的维生素供给，比较重要的维生素包括维生素 C、维生素 E、β-胡萝卜素、部分 B 族维生素，同时在保证矿物质基本供给量的基础上，还可适当增加钾、镁、钙、锌等元素的供给。

膳食纤维是一种多糖，它既不能被胃肠道消化吸收，也不能产生能量，但可增加患者的饱腹感，而且膳食纤维还可延缓食物中葡萄糖的吸收，因此糖尿

三、合理膳食，均衡营养——糖尿病一般人群营养管理

病患者每天应摄入充足的膳食纤维。

水是生命之源，是维持生命必需的物质。人体的物质代谢和生理活动均离不开水的参与。当人体水分减少时，会出现皮肤干燥、头晕目眩、口腔干燥、舌头肿胀等症状，严重缺水还会危及生命。

2. 食物有哪些

中国居民平衡膳食宝塔(2016)将日常需要的食物，按照需要量由多及少，自下而上分为五层，第一层为谷薯类，第二层为蔬菜水果类，第三层为畜禽肉、水产品和蛋类，第四层为奶及奶制品、大豆及坚果类，第五层为油和盐。

谷薯类，也就是老百姓口中常说的主食，主要包括谷类、杂豆类和薯类，是人体所需能量的重要来源。蔬菜水果类，主要提供维生素、矿物质和膳食纤维。动物性食品，包括畜禽肉、水产品和蛋类等，主要提供优质蛋白质、脂肪、矿物质、维生素 A 和 B 族维生素等。奶类含有人体所必需的蛋白质、脂肪、维生素及矿物质，且消化吸收率高，易于被人体吸收，是一种营养丰富的食品。豆类及其制品蛋白质含量很高，与谷类混合食用，还可以很好地弥补谷类食品中某些必需氨基酸的不足，同时，大豆中脂肪以不饱和脂肪酸居多，大豆油中还含有磷脂和抗氧化能力较强的维生素 E。坚果里含有丰富的不饱和脂肪酸、植物化学物质、纤维、维生素 E 和叶酸等维生素，以及包括钙、镁、钾在内的多种矿物质，对人体生长发育、增强体质、预防疾病有极好的功效。油和盐，中国居民平衡膳食宝塔(2016)建议正常人群每天油摄入量应为 25~30 克，盐摄入量不超过 6 克，糖尿病患者使用方式参照本章第一部分如何做到清淡饮食部分内容。

3. 糖尿病患者在选择食物的时候需要注意什么

糖尿病患者在选择食物的时候要关注两个指标：

一是血糖指数(GI)，即与标准食物(葡萄糖或白面包)相比，进食某种食物 2 小时后升血糖的速度与能力，低 GI 食物的消化时间长，食物中的碳水化合物吸收入血较慢，升血糖能力较低，低血糖指数食物促进餐后血糖缓慢升高，能量供应逐渐增加，而高血糖指数食物则会促进身体血糖迅速升高及即时能量供应。糖尿病患者应首选低 GI 的食物！通常将 GI 值分为三类：低 GI 值

<55、中 GI 值 55~70、高 GI 值 >70。

二是血糖负荷(glycemic load, GL),表示单位食物中可利用碳水化合物的数量与血糖指数(GI)的乘积,意思就是 GL 既反映了碳水化合物的质量,也反映了碳水化合物的数量。同样,也是要首选低 GL 的食物。通常将 GL 值分为三类:高 GL 食物 >20;中 GL 食物 10~20;低 GL 食物 <10。

有人可能会问,如果 GI 和 GL 矛盾了怎么办,那么就采用考虑得比较全面的 GL 指标了。章节后续会对常见食物的 GI 和 GL 列表,供大家参考。

4. 糖尿病患者主食怎么吃

总的原则:主食定量,粗细搭配,全谷物、杂豆类占 1/3。

主食包括谷薯类,谷类主要包括小麦、大米、小米、玉米、高粱、荞麦、燕麦等,提供的主要营养素是碳水化合物,B 族维生素含量较高,主要存在于胚芽和谷皮中,因此食用之前建议不要加工得太细,以减少 B 族维生素的损失;杂豆类(大豆之外的豆类)包括绿豆、赤小豆、豌豆、蚕豆、芸豆等,蛋白质含量是谷类的 2~3 倍,B 族维生素和矿物质含量也比较高;薯类主要包括马铃薯、甘薯、木薯、山药、芋头等,含有丰富的膳食纤维、多种维生素和矿物质。

建议成年糖尿病患者在控制总能量摄入的情况下,三餐主食摄入量大约为 4~6 两(生重),应注意患者的个体化,如年龄、运动量、体重等因素。与精制谷物相比,全谷物和杂豆类升血糖能力更低,因此在定量的基础上,一般建议主食粗细搭配食用,其中全谷物、杂豆类占到主食总量的 1/3。

5. 糖尿病患者蔬菜水果怎么吃

总的原则:水果适量,多吃蔬菜,种类多样。

在血糖控制稳定期间(糖化血红蛋白 <7.5%,餐后血糖 <10.0 毫摩尔/升),两餐之间可进食一定量水果,注意不要一次进食过多,200 克苹果、梨、桃、柑橘和 300 克西瓜、草莓相当于 25 克主食。血糖未控制好的情况下,可食用黄瓜、番茄等低血糖生成指数且可生食的蔬菜替代水果,可分成多餐食用,比如 1 个苹果可分成 2~4 次吃完,以降低对血糖的影响。

糖尿病患者因主食和水果摄入量受限制,且体内物质代谢相对旺盛,较易发生维生素和矿物质缺乏。蔬菜是维生素和矿物质的良好来源。因此建议餐餐有蔬菜,每天蔬菜摄入量为 300~500 克,蔬菜的种类和颜色尽量多样,其中深色蔬菜应占 1/2 以上,绿色叶菜不少于 70 克。因根茎类蔬菜如土豆、薯类、山药等淀粉含量较高,食用时应相应地减少主食的摄入量,如每吃 100 克土豆、红薯、山药、芋头或 125 克藕要减去 25 克主食。

食用蔬菜水果类食物应注意:①应食用新鲜的蔬菜和水果;②蔬菜应尽量选择深颜色蔬菜食用,深颜色蔬菜维生素 C 和胡萝卜素含量较高,常见的深色蔬菜有菠菜、油菜、胡萝卜、南瓜、西红柿等;③蔬菜在食用前,可在开水中烫一下,去除部分草酸,有利于钙和铁的吸收。

6. 糖尿病患者动物性食品怎么吃

总原则:常吃鱼禽,蛋类和畜肉适量,限制加工肉类。

畜肉脂肪以饱和脂肪酸为主,过多摄入容易引起肥胖和高脂血症等疾病;禽肉脂肪含量少于畜肉,且易于消化吸收;水产动物中含有大量的多不饱和脂肪酸,对儿童大脑发育和心血管疾病预防有益处。蛋类含有丰富的蛋白质,是天然食物中营养价值较高的蛋白质,蛋类的脂肪和维生素、矿物质等主要集中在蛋黄。

为防止或延缓糖尿病的心脑血管并发症,须限制膳食中(包括烹调用油)脂肪酸尤其是饱和脂肪酸的摄入,同时因糖尿病患者蛋白质消耗增加,还应保证足够的蛋白质摄入水平,肉蛋类是主要的蛋白质来源之一。因此,有以下建议:①烹调用油应首选植物油,而橄榄油因含丰富的单不饱和脂肪酸,可优先选用;②与畜肉相比,鱼禽肉饱和脂肪酸含量更低,因此可常吃鱼虾蟹贝及禽类,适量吃畜肉,更要减少肥肉摄入,每天肉类摄入量约 2~4 两;③蛋类建议每周不超过 4 个鸡蛋或每 2 天 1 个鸡蛋,不弃蛋黄;④尽量不要进食腌制、烘烤、烟熏等加工肉类制品。

7. 糖尿病患者奶及奶制品、大豆及坚果类怎么吃

总原则:天天吃奶类豆类,坚果可作零食吃。

奶及奶制品和大豆提供的是优质蛋白质,建议每天喝 300 克液态奶或相当量的奶制品,并且适当摄入大豆及制品,不仅保证蛋白质摄入,也能提供充足的钙。

美国心脏协会 Circulation Research 杂志于2019年2月19日发布最新研究,吃更多的坚果,尤其是树坚果(例如核桃、杏仁、腰果、榛子、松子、夏威夷果等),可以降低2型糖尿病患者患心脑血管疾病的风险。两餐之间可以食用适当量的零食,零食种类可以选择坚果或者水果,水果食用方法见前述,坚果可选择核桃、花生等,每天食用量要限制在15克以内。

9. 糖尿病患者油、盐吃多少

总的原则:少油少盐,不吃腌制食品。

糖尿病患者应选择少油的烹调方式,不建议选择煎、炸、炒等多油的烹调方式,建议每天食用油用量控制在15~25克,并且每天用盐应限制在6克以内(相当于平平的一啤酒瓶盖),对于合并有高血压或肾脏疾病的患者应更少,每天限制在3克以内,而泡菜、咸菜、腊肉等腌制食品因含盐量比较高,应尽量不吃。常见食物的GI和GL见附表3-5、附表3-6。

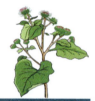

(四) 糖尿病人群营养素需要量是多少

食物是人类赖以生存的物质基础,每天我们都通过一日三餐摄取不同的食物。而食物中富含丰富的营养物质,供给人体必需的各类营养素,不同的食物所含的营养素种类、数量和质量都不同。

1. 什么是营养素

人体在维持生存、生长发育和繁殖等一切生命活动的过程中,需要不断从外界摄取的物质,这类物质就被叫作营养素。人类所需的营养素有50多种,我们可以根据其性质(包括化学性质和生理作用)分为五大类:蛋白质、脂类、碳水化合物、矿物质和维生素。另外,也可以根据含量(包括人体对各类营养素的需要量或体内含量),将营养素分为宏量营养素和微量营养素。

2. 营养素对人体有什么作用呢

（1）提供能量：主要来源于蛋白质、脂类、碳水化合物，它们可以提供一定的能量用以维持人体基础体温，并满足我们各种生理活动及体力活动对能量的需要。

（2）供给生长、发育和机体自我更新所需的材料：蛋白质、脂类、碳水化合物与某些矿物质经体内代谢等作用构成机体组织的一部分，用以满足人体生长发育、新陈代谢等需要。

（3）调节机体生理活动：调节人体各种生理活动，使得体内各种生理作用得以均衡协调地进行。

3. 怎样才算是科学的营养呢

人体每天需要从食物中摄入能量和各种营养素，当人体处于不同的生理阶段、劳动环境及劳动强度时，它们的量及相互间的比例需要满足人体不同的需要，并使人体处于良好的健康状态。

从需要量上看，不同的营养素在机体代谢过程中均有其独特的功能，一般不能互相替代，因此摄入量要充足才能满足人体对各种营养素及能量的需要；另一方面，从比例上看，各种营养素彼此间联系紧密，相辅相成，因此摄入比例也需要适宜。

4. 营养素缺乏会怎么样呢

营养素缺乏或过剩是营养不良的两种表现形式，是由于一种及以上营养素缺乏或过剩，导致人体营养失去平衡，出现机体健康异常，或者呈现疾病状态。

各种营养素的缺乏都可以产生相应的缺乏病，如目前公认的四大营养缺乏病：蛋白质-能量营养不良、缺铁性贫血、缺碘性疾病、维生素 A 缺乏病。此外，钙、维生素 D 缺乏可引起佝偻病，维生素 B_1 缺乏可引起脚气病，维生素 C 缺乏可引起坏血病（维生素 C 缺乏症）等。

而营养素摄入过多，也会产生营养过剩性疾病，如高热量、高脂肪、高蛋白，特别是动物性脂肪摄入过多，可以引起肥胖症、高脂血症、冠心病、糖尿病等营养过剩性疾病。此外，为维生素 A、维生素 D 摄入过多，可造成维生素 A、维生素 D 中毒。营养素摄入不合理还与某些肿瘤的发病有关,如脂肪摄入过多与乳腺癌、结肠癌的发病有关。

根据近年的膳食营养状况研究,微量营养素(如铁、钙、维生素 B_2、维生素 A)缺乏和营养素过剩导致慢性病患病率居高不下的双重挑战。

5. 需要的营养素种类有哪些

(1) 蛋白质:蛋白质的摄入与人体的生理状态有关。当患有糖尿病时,由于人体蛋白质代谢紊乱,蛋白质合成受阻,分解及糖异生作用增强,形成高糖血症;同时合并糖尿病肾病时,尿中排出的蛋白质将进一步加重蛋白质的消耗,若蛋白质摄入量不足,人体极易出现负氮平衡,造成体质消瘦、贫血、全身软弱无力、抗病能力下降,容易并发各种感染,甚至病情恶化以至危及生命。

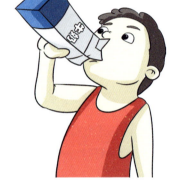

若蛋白质摄入量过多,同样会对人体健康产生影响。尤其是动物性蛋白摄入过多,首先可能伴随动物脂肪和胆固醇的摄入,增加超重肥胖的风险。同时,人体对蛋白质的消化吸收过程需要大量水分,蛋白质摄入过多将增加肾脏负担,容易促发或加重糖尿病肾病。

因此,蛋白质的摄入要适量,应以生物利用价值高,富含必需氨基酸的动物蛋白质为主(优质蛋白质)。如鱼、禽、牛肉、瘦猪肉、牛奶等,特别是牛奶及其制品是糖尿病肾病的良好食品,牛奶中含有人体需要的基本营养素,易被人体吸收。

(2) 脂类:为防止或延缓糖尿病患者的心脑血管并发症,对膳食脂肪的摄入量必须严格控制,尤其是饱和脂肪酸。长期摄入高脂肪的膳食可损害糖耐量,促进肥胖、高血脂和心血管病的发生。脂肪摄入量占总能量摄入的 20%~25% 比较适宜,最高也不应超过 30%,尤其应注意烹调用油及食品中所含的脂肪均应计算在内。其中,饱和脂肪酸、多不饱和脂肪酸、不饱和脂肪酸的比例也应适当:

1) 饱和脂肪酸的比例应小于 10%。饱和脂肪酸可促进胆固醇的吸收,导致血脂升高,使胰岛素的敏感性下降,促进糖异生,使血糖升高,进一步加重

三、合理膳食，均衡营养——糖尿病一般人群营养管理

胰岛B细胞的损害，因此应特别注意饱和脂肪酸的危害。

2）多不饱和脂肪酸对降血脂和预防动脉粥样硬化有一定辅助作用，但由于多不饱和脂肪酸在体内代谢过程中容易氧化，可能对人体产生一些不利影响，因此多不饱和脂肪酸的摄入也不宜超过总能量的10%。

3）而单不饱和脂肪酸是较理想的脂肪来源，其在花生油及橄榄油中含量丰富，应占总能量摄入的10%左右。

此外，糖尿病患者应避免过量进食富含胆固醇的食物，如动物脑、肝、肾等动物内脏及蛋黄等。

（3）碳水化合物：利于控制糖尿病的病情发展。当碳水化合物摄入不足时，体内需分解脂肪和蛋白质供能，脂肪分解加速，酮体生成增多，易引起酮症，对人体产生不利影响；但另一方面，碳水化合物摄入过多也会使血糖升高，增加胰岛负担。

对于碳水化合物的摄入，不但要注意摄入量，还应注意食物种类、淀粉类型、烹调方式等对餐后血糖的影响。对我们来百姓老说，更为直观的参考指标就是食物的血糖指数（GI），糖尿病患者应选择低GI的食物，有利于维持血糖稳定。一般来说，粗粮的GI低于细粮，复合碳水化合物低于精制糖。所以，糖尿病患者宜多食用粗粮和复合碳水化合物，少用富含精制糖的甜点。如果为了改善口味，必要时可选用甜叶菊、木糖醇等甜味剂代替蔗糖。若食用水果，应适当减少主食量。

某些单糖和双糖，如果糖、蔗糖的血糖指数并不显著高于面包、米饭、马铃薯等复合碳水化合物。因此，美国糖尿病学会（American Diabetes Association, ADA）于1994年提出的建议认为，碳水化合物的总摄入量较其供应形式更重要，日常膳食既要根据患者的健康状况和食物的血糖指数，又要顾及饮食习惯使患者更易于配合，从而达到营养治疗糖尿病的目的。

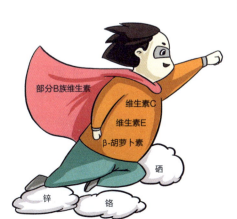

（4）维生素和矿物质：糖尿病患者因主食和水果摄入量受限制，且体内物质代谢相对旺盛，较易发生维生素和矿物质缺乏。

调节维生素和矿物质平衡，有利于纠正糖尿病患者代谢紊乱、防治并发症。

因此，供给足够的维生素也是糖尿病营养治疗的原则之一，其中比较重要的有维生素 C、维生素 E、β-胡萝卜素、部分 B 族维生素等。

(5) 维生素 B_1：维生素 B_1 是参与机体内糖代谢的重要辅酶之一，能帮助体内的葡萄糖转变为能量，当维生素 B_1 严重缺乏时，会导致糖代谢障碍，影响机体能量代谢及氨基酸和脂肪的代谢。因此，维生素 B_1 有维持糖尿病患者正常的糖代谢，保护微血管健康的功能，能预防高血糖引起的肾脏细胞代谢紊乱、微血管病变的发生。

(6) 维生素 C：维生素 C 属于非酶系统抗氧化剂，具有抗氧化保护作用，并刺激免疫系统及清除自由基等多方面的作用，糖尿病患者体内的自由基生成增多，为了清除这些浓度过高的自由基以恢复人体内氧化-抗氧化的动态平衡，机体将消耗大量的维生素 C，因此糖尿病患者应根据病情适量多补充维生素 C，以利于维持机体内的动态平衡，减缓并发症出现。

(7) 维生素 E：维生素 E 是一种天然的脂溶性抗氧化剂，参与体内抗氧化防御体系，抑制自由基，保护胰岛 B 细胞，改善糖尿病患者体内的血液流变学，延缓其并发症发展。维生素 E 可以保护体内胰岛 B 细胞的活性，缺乏时不仅会减少胰岛 B 细胞的分泌，还将影响相关激素的合成。

(8) 锌：锌与胰岛素的合成、分泌、贮存、降解、生物活性及抗原性有关，是生成胰岛素的必要元素，能促进胰岛素原的转化，使得血清中的胰岛素提升，加强机体对葡萄糖的利用，从而稳定血糖。当机体缺锌时，胰腺和 B 细胞内锌浓度下降，胰岛素合成减少，进而引发糖尿病。

(9) 铬：三价铬的复合物在人体内被称作"葡萄糖耐量因子"，在糖代谢过程中，铬作为重要的辅助因子，具有增强胰岛素的作用，保证胰岛素能充分发挥作用，从而有利于改善糖耐量。另一方面，铬能促进葡萄糖的利用及使葡萄糖转化为脂肪，稳定血糖。

(10) 硒：硒被称为"微量元素中的胰岛素"，是一类抗氧化物质，能促进葡萄糖转运，参与谷胱甘肽过氧化物酶的构成，可以降低机体脂质过氧化反应，保护心肌细胞、肾小球及视网膜免受氧自由基损伤的作用。

6. 糖尿病患者需要多少营养素

糖尿病的治疗是一类综合治疗，其中饮食治疗是控制血糖最基本、最有效的治疗措施之一。营养治疗的目标是通过形成良好的饮食习惯，保障患者良好的营养供给,从而达到改进患者健康状况,减少和延缓急慢性并发症发生的危险。

合理地控制饮食有利于控制糖尿病的病情发展,尤其是轻型患者(空腹血糖≤11.1毫摩尔/升)采用营养治疗即可达到辅助控制血糖的目的。

(1) 蛋白质:糖尿病患者机体糖异生作用增强,蛋白质消耗增加,易出现负氮平衡,为维持机体的体积和能量消耗的需要,因此应保证蛋白质的摄入量,约占总能量的12%~20%,其中至少30%来自高生物价的蛋白质,如乳、蛋、瘦肉及大豆制品。成人可摄入1.2~1.5克/(千克体重·天),儿童、孕妇、乳母及营养不良者可达1.5~2.0克/(千克体重·天)。但长期高蛋白饮食对糖尿病患者并无益处,对于已患糖尿病肾病者,应根据肾功能损害程度限制蛋白质摄入量,一般为0.5~0.8克/(千克体重·天)。

(2) 脂类:糖尿病患者应注意控制脂肪摄入量,脂肪摄入量约占总能量的20%~25%,胆固醇摄入量应低于300毫克/天,相当于1个鸡蛋黄中胆固醇的含量,合并高脂血症者应低于200毫克/天。

(3) 碳水化合物:供给量以占总能量的50%~60%为宜。成年患者每天碳水化合物摄入量应控制在200~300克,折合主食为250~400克。肥胖者可酌情控制在150~200克,折合主食为200~250克。碳水化合物的摄入量应根据患者个体差异、病情、血糖、糖化血红蛋白和用药情况进行计算并调整至适宜的量。

(4) 维生素和矿物质:供给足够的维生素也是糖尿病营养治疗的原则之一。

1) 维生素 B_1:维生素 B_1 广泛存在于天然食物中,是参与糖类与脂肪代谢的重要物质,糖尿病患者更应保障每天的维生素 B_1 摄入。建议每天摄取量为1.4毫克/天(男性),1.3毫克/天(女性)。含量丰富的食物有:谷类、豆类及干果类。动物内脏、瘦肉、禽蛋中的含量也较多。日常膳食中维生素 B_1 主要来自谷类食物。

2) 维生素C:具有促进胰岛素分泌,提高组织对胰岛素敏感性,增强胰岛素作用,调节糖代谢,稳定血糖的作用。建议每天摄取量为100毫克/天。维生素C的主要来源为新鲜蔬菜和水果,一般叶菜类含量比根茎类多,粮食和豆类食物则不含维生素C。

3) 维生素E:能改善机体对胰岛素的敏感性,通过促使前列腺素合成,抑制血栓素生产,改善机体血液的高凝状态,从而减轻动脉硬化及微血管病变。建议每天摄取量为14毫克,植物油、麦胚、坚果、种子类、豆类及其他谷类含量较为丰富,蛋类、肉类、鱼类、水果及蔬菜中含量少。

4) 锌:是制造胰岛素的必要元素,不同年龄段对锌的需要量不同,成年男性每天锌的参考摄入量为12.5毫克,成年女性每天锌的参考摄入量为7.5毫克。贝壳类海产品(如牡蛎、蛏子、扇贝等)含量较为丰富,红色肉类及其内脏也是锌的良好来源。

5) 铬:在糖代谢中作为辅助因子,具有增强胰岛素的作用。成年人铬的参考摄入量为30微克/天。动物性食物(肉类、海产品等)和植物性食物(谷物、豆类、坚果类等)铬含量均较为丰富,其中动物肝脏中的铬以具有生物活性的糖耐量因子形式存在,吸收利用率较高。

6) 硒:具有抗氧化功效,可修复受损的胰岛B细胞,建议成年人每天参考摄入量为60微克。海产品和动物内脏中硒含量较高,如鱼子酱、海参、牡蛎等。但是过量的硒摄入也可引起硒中毒,表现为头发和指甲脱落,皮肤及神经系统损伤,严重者可致死亡。

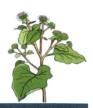

(五) 如何设计糖尿病食谱

1. 糖尿病患者饮食原则,饮食控制的目的是什么呢

前面我们已经了解了,合理地控制饮食对控制病情发展是有益的。糖尿病饮食控制的原则最主要的是要有效控制每天总能量摄入,同时,三大产能营养素(蛋白质、脂肪、碳水化合物)的比例要适当,同时注意食物多样化,及时合理补充微量营养素,提倡个性化食谱,做到饮食结构和餐次分配的合理。

2. 一天中应该如何安排用餐餐次

根据患者血糖升高的时间、用药时间和病情稳定情况,结合个体的饮食习惯进行合理安排。一般为一日三餐,提倡定时定量。对于口服降糖药或注射胰岛素后易出现低血糖的患者,可在三次正餐之间适当加餐2~3次,但是值得注意的是,我们提倡的是"加餐不加量",也就是说,加餐的能量也要算在每天总能量摄入里。

3. 用食物交换份法编制每天食谱

第一步,计算标准体重。

首先,根据个体的身高,计算标准体重。

$$标准体重(千克) = 实际身高(厘米) - 105$$

第二步,计算体质指数。

其次,我们用目前最为常用的指标"体重指数(body mass index,BMI)"来计算个体的BMI值,再根据下述标准评价个体的营养状况水平。

$$体重指数(BMI) = 体重(千克) / 身高(米)^2$$

按照我国成人BMI标准,BMI=18.5~23.9为正常,BMI<18.5为消瘦,BMI=24.0~27.9为超重,BMI≥28.0为肥胖。

第三步,判断活动强度。

我们把体力活动类型分为轻体力活动、中体力活动、重体力活动和卧床,如何判断自己的活动强度呢?我们可以参照表3-1列出的常见类型,判断自己的身体活动强度类型。

表3-1　身体活动强度

卧床	长期卧床的患者
轻体力活动	75%时间坐或站,例如办公室工作、修理钟表电器、售货员、酒店服务员、化学实验室操作、讲课等
中体力活动	25%时间坐或站,例如学生日常活动、机动车驾驶、电工安装、车床操作、金工切割等
重体力活动	40%时间坐或站,例如非机械化农业劳动、炼钢、舞蹈、体育运动、装卸、采矿等

第四步,查找每天所需能量水平。

现在,我们可以根据上面计算得到的营养状况水平(也就是体质指数的消瘦、正常、超重或肥胖),综合身体活动强度,在表3-2中查找每天所需的能量水平。

表3-2 成年糖尿病患者每天能量供给量/千卡

营养状况水平	卧床	轻体力活动	中体力活动	重体力活动
消瘦	25~30	35	40	45~50
正常	20~25	30	35	40
超重或肥胖	15	20~25	30	35

第五步,计算每天所需能量水平。

最后,我们就可以根据标准体重,以及表3-2中得出的每天所需要能量水平计算得出个体每天需要的总能量。

每天所需总能量(千卡)＝标准体重(千克)× 每天能量供给(千卡)

第六步,计算需要多少食物交换份。

在食物交换份中,我们把能产生90千卡能量的食物定义为1个食物交换份。也就是说,每一份食物,在我们给定的重量中,能产生90千卡能量。我们给出了几个常见的交换份参考,见附表3-7。

我们将食物分成六大类,即附表3-7中的谷类、蔬菜类、肉蛋类、水果类、乳类和油脂类,每一类的每一份食物都能产生90千卡的能量。

食物交换份法的交换原则是,同一类食物中可以互换,不同类别的食物不可互换。也就是说,在我们附表3-8~附表3-13的食物中,每一个表中的食物可以互换,但是不同表中的食物不可以互相替换。

下面我们举一个实际例子来试试,看食物交换份法如何在实际中应用呢?

一个55岁退休在家的女性,身高155厘米,体重54千克,目前刚被诊断为糖尿病,医生建议除口服抗糖药物外,还应辅以营养治疗。那么她该如何安排自己一天的饮食呢?

第一步,计算标准体重。

$$155(厘米)-105=50(千克)$$

第二步,计算体重指数。

$$54/(1.5×1.5)=24$$

按照我国成人的BMI标准,BMI=24,属于超重水平。

第三步,判断活动强度。

该女性已退休在家,主要从事部分家务,活动量较少,参照表格,判断属于轻体力活动者。

三、合理膳食,均衡营养——糖尿病一般人群营养管理

第四步,查找每天所需能量水平。

根据上面的计算结果:超重、轻体力活动者,对照表格,得知她每天所需的能量供给量为20~25千卡。

第五步,计算每天所需总能量。

50(千克)×(20~25)(千卡)=1 000~1 250(千卡)

该名女性每天所需的总能量为1 000~1 250千卡,考虑到该患者刚开始实行营养治疗,且BMI指数不算太高,只是刚好在超重临界值的边缘,能量控制应循序渐进,因此,我们此处选择1 250千卡作为她每天所需的总能量。

第六步,计算需要多少食物交换份。

上面我们已经得知这名女性每天所需的总能量为1 250千卡,对照表格选择最为相近的交换份,因此,总交换份为14.5份,在这14.5份食物交换份中,谷类占7份,蔬菜类占1份,肉蛋类占3份,乳类占2份,油脂类占1.5份,同时,暂时不建议水果类的过多摄入(表3-3)。

表3-3 食物交换份计算方法

总热量/千卡	总交换/份	谷类/份	蔬菜类/份	肉蛋类/份	水果类/份	乳类/份	油脂类/份
1 000	12	6	1	2	0	2	1
1 200	*14.5*	*7*	*1*	*3*	*0*	*2*	*1.5*
1 400	16.5	9	1	3	0	2	1.5
1 600	19	9	1	4	1	2	2
1 800	21	11	1	4	1	2	2
2 000	24	13	1.5	4.5	1	2	2
2 200	26	15	1.5	4.5	1	2	2
2 400	28.5	17	1.5	5	1	2	2

第七步,根据食物交换份编制食谱。

现在,我们可以根据上面得到的食物交换份,综合自己的口味偏好,为自己安排一餐食物。比如,这名女性患者,每天需要7份谷类,1份蔬菜类,3份肉蛋类,2份乳类,1.5份油脂类。

早餐：

燕麦片 1 碗(50 克)　　相当于 2 份谷类

牛奶 1 杯(160 克)　　相当于 1 份奶类

午餐：

米饭 1 碗(50 克)　　相当于 2 份谷类

清炒大白菜 1 份　　相当于 0.5 份蔬菜类、0.5 份油脂类

(大白菜 250 克、玉米油 5 克)

黄瓜炒猪瘦肉 1 份　　相当于 0.5 份蔬菜类、1 份肉蛋类、0.5 份油脂类

(黄瓜 250 克、猪瘦肉 50 克、玉米油 5 克)

加餐：

无糖酸奶 1 杯(130 克)　　相当于 1 份乳类

苏打饼干 1 份(25 克)　　相当于 1 份谷类

晚餐：

叉烧面 1 碗　　相当于 2 份谷类、1 份肉蛋类、0.5 份油脂类

(挂面 50 克、熟叉烧肉 35 克、香油 5 克)

四、尊重个性特色——
糖尿病特殊人群的营养管理

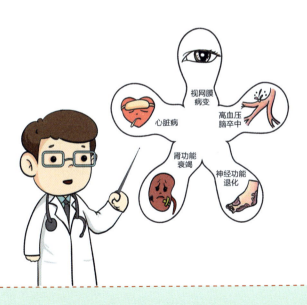

四、尊重个性特色——糖尿病特殊人群的营养管理

糖尿病患者的基本营养治疗原则和方法在前面的章节已经有所介绍,各种人群都可以依此作为基本参考。然而,不同年龄阶段的人群、不同生理阶段的人群,他们在营养代谢方面各有其特点,需要在基本的糖尿病营养治疗原则上进行个性化的调整,才能满足不同的需求。本章就儿童糖尿病膳食、孕妇糖尿病膳食、老年人糖尿病膳食的不同特点进行详细介绍。

(一)"糖果"的愿望能实现吗

儿童糖尿病多为原发性糖尿病,其中以 1 型为主,但随着儿童肥胖症的增多,近年来 2 型糖尿病发病率有上升趋势。糖尿病是一种慢性病,如果家中有一名糖尿病患儿,那父母不得不花费大量时间和经历来精细化地照顾。但值得庆幸的是,该病如果治疗得当,基本上可以控制病情发展,保证宝宝健康成长。

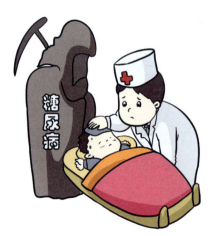

糖尿病的有效治疗措施包括药物(如胰岛素)、运动、饮食及心理调节等多方面。营养治疗是糖尿病综合治疗中的重要手段之一。在糖尿病管理中,正确合理地实施营养治疗不仅可以维持血糖稳定,保证血脂等其他代谢指标达到或接近正常水平,减少各种急慢性并发症(如低血糖、糖尿病酮症酸中毒、心脑血管疾病等)的发生;还可以维持或达到理想体重,保证儿童正常生长发育。

1. 积极配合营养师进行营养治疗

一旦你的宝宝在专业的医院被确诊为糖尿病,就应该与内分泌科专业医师及营养师建立密切联系。主动向营养师提供孩子饮食相关的各方面信息,

包括发病以前的家庭饮食习惯、食欲情况、食物种类、偏好、进食时间等。营养师会根据饮食、生活习惯和药物治疗方案制订详细的饮食及营养教育计划,并及时动态调整。营养师专业的营养教育非常重要,建议多人一起照顾孩子的家庭,务必带上所有照顾人员(包括爷爷、奶奶、外公、外婆、保姆等)一起接受营养知识讲解和教育指导。如果有难以理解之处,务必当场提出来,及时解除疑惑,帮助孩子战胜病魔。

2. 如何确定患儿的能量需求

适宜的能量摄入能够保证儿童正常生长发育,糖尿病患儿是一个特殊的群体,其能量需求与其他孩子有一定的差异。计算糖尿病患儿的能量需要,我们通常采用公式:"总能量(千卡)=1 000+ 年龄 × 系数(公式系数:70~100)"。公式中系数可结合年龄选择:<3 岁按 100,3~6 岁按 90,7~10 岁按 80,>10 岁按 70,再根据患儿的营养情况、体力活动量和疾病程度等因素调整为个体化的能量推荐值(不同年龄段推荐每天营养素摄入量见表 4-1)。0~12 个月婴儿能量摄入推荐 80~90 千卡 /(千克体重·天)。对于已经存在营养不良或消瘦的糖尿病患儿,如果食欲好可以适当增加能量摄入,以改善营养状态,纠正营养不良,但当体重恢复后应该按正常能量摄入,防止体重过度增长。对于超重和肥胖的 2 型糖尿病患儿,应该在维持健康饮食结构的前提下减少能量摄入以帮助减重(但不得低于 800 千卡 / 天)。当实际能量摄入与推荐能量摄入之间的数值存在较大差距时,应采取逐步调整的方式,使实际摄入量接近推荐摄入量。由于存在个体差异,并非每个孩子摄入表 4-1 中的推荐能量时都可以取得理想效果,因此糖尿病患儿的体重变化应作为判断能量出入是否平衡的参考指标。

表 4-1 不同年龄段儿童推荐每天能量摄入量

年龄 / 岁	总能量 / 千卡
1~3	1 000~1 300
4~8	1 400~1 600
9~13	1 600~1 800
14~18	1 800~2 000

3. 合理分配糖尿病患儿的营养素

(1)碳水化合物：儿童青少年处于生长发育的阶段，能量需求较大，但是对于糖尿病患儿来说需要适量控制主食的量，过低或过高都不好，其碳水化合物的供能比为50%~55%（低于成人的55%~60%）。碳水化合物分单糖（主要为葡萄糖和果糖）、双糖（如蔗糖、麦芽糖、乳糖）和多糖（如淀粉、糖原和膳食纤维等）。多糖相对单糖和双糖消化时间长，血糖上升缓慢，应作为碳水化合物的主要组成部分，主要食物来源有谷类、薯类、根茎类蔬菜和豆类等。蔗糖吸收较快，可短时间内升高血糖，糕点、甜品中乳糖、麦芽糖含量较高，因此糖尿病儿童不宜食用此类食物。血糖稳定的儿童在加餐时，要选择苹果、柚子、橙子、牛奶、酸奶、大豆制品等血糖生成指数较低的食物。膳食纤维可延缓碳水化合物的消化和吸收，降低血脂和血糖，改善葡萄糖耐量，并且高膳食纤维食物可增加饱腹感，患儿食用后不会很快感觉饥饿，所以要尽量鼓励摄入各种富含纤维的食物，特别是富含可溶性纤维的蔬菜、水果、豆类、薯类、全谷类食物。推荐1岁以上的糖尿病患儿的膳食纤维摄入量应达到并超过健康儿童的推荐摄入量，具体推荐量为14克/1 000千卡，每天最低摄入量为(年龄+5)克。食物加工会造成纤维流失，因此尽量食用非精制的高纤维食物。

(2)脂肪：糖尿病患儿摄入脂肪时需限制饱和脂肪酸及反式脂肪酸的摄入，摄入量不应超过总能量的10%。建议每周1~2次80~120克鱼的摄入，以提供n-3多不饱和脂肪酸。富含饱和脂肪酸的常见食物来源主要为牛、羊、猪等动物脂肪。日常生活中常用植物油的脂肪酸属于顺式脂肪酸。部分氢化的植物油可产生反式脂肪酸，氢化油脂如人造黄油、起酥油等中都含有一定量的反式脂肪酸。除此之外，在植物油精炼以及植物油反复油炸的过程中也可能形成一些反式脂肪酸。在购买食品时，如何鉴别反式脂肪酸？我们在超市里买来的已经包装好了的食品标签上，如果配料表里出现了"氢化植物油""植物奶油""植物黄油""人造黄油""人造奶油""植脂末""麦琪林""起酥油"等词语，这个时候你就要注意了，这些都是氢化植物油相关的产品。要想远离反式脂肪酸，建议多选用天然食品；学会看食品标签，少买或少吃含有上述字样的预包装食品；少吃油炸食品，少用煎、炸、烤等烹饪方式，尽量用蒸、煮、炖、凉拌等方法。

(3)蛋白质：为保证患儿的生长发育，父母要注意为孩子选择富含优质蛋白质的食物。3岁以下的小儿生长速度较快，要尤其注意蛋白质的补充。建议优质蛋白需要占到蛋白总量的 1/3~1/2,包括鱼肉、瘦肉和奶制品在内的动物蛋白和植物蛋白如大豆(黄豆、黑豆、青豆)、豆腐等。伴发肾病的糖尿病患儿应严格控制蛋白质的摄入量,但必须保证正常生长发育,一般建议蛋白摄入量 0.8 克/(千克体重·天)。

每天总能量控制的前提下,还应保持膳食平衡,合理分配三大营养物质,一般如下分配(不同年龄段推荐每天三大营养素摄入量见表 4-2):碳水化合物占 50%~55%,脂肪占 25%~35%,蛋白质占 15%~20%。

表 4-2 不同年龄段儿童推荐每天三大营养素摄入量

年龄/岁	碳水化合物/克	脂肪/克	蛋白质/克
1~3	120~180	30~50	35~45
4~8	170~220	40~60	45~60
9~13	200~250	50~70	60~70
14~18	220~280	55~80	70~80

(4) 维生素和矿物质:糖尿病患儿每天食盐推荐量:1~3 岁:2.5 克/天;4~8 岁:3 克/天;≥9 岁:3.8 克/天,摄入最高限为 6 克/天。维生素 A 和维生素 D 是人体重要的脂溶性维生素,可降低糖尿病的发病风险。奶、蛋、深绿色、深黄红色的蔬菜水果等含维生素 A 比较丰富;维生素 D 的食物来源相对少,糖尿病患儿可以适量选择海鱼、蛋黄等,同时经常晒太阳,必要时补充维生素 D 制剂。

(5) 无糖食品和甜味剂:适当的甜度可以改善食物口感,使得食物更加美味。但患有糖尿病的宝宝由于需要限制糖类食品,致使生活制作的食物口感较差,影响进食。因此,糖尿病患儿可以选择含甜味剂的低糖或无糖食品以改善甜度和口感,但需要注意辨别甜味剂的种类和含量。市售的无糖食品指的是将食物中的蔗糖以甜味剂替代,而甜味剂分为营养性甜味剂(可产生能量)及非营养性甜味剂(无能量)两大类。营养性甜味剂主要有山梨醇(能量3千卡/克)、甘露醇(能量2千卡/克)、木糖醇(能量1千卡/克)。非营养性甜味剂有甜菊糖、糖精、阿斯巴甜、甜蜜素等,甜菊糖是一种可替代蔗糖的非营养性天然甜味剂,可以给糖尿病患儿在控制总摄入能量方面提供更多灵活选择,但每天摄入量不应超过 4 毫克/千克。

4. 如何安排餐次

成人糖尿病患者的餐次安排一般是一日三餐,根据情况进行加餐,保证每天总能量摄入的平衡。儿童处于生长发育的重要阶段,而且常常食量和胃口不固定,所以为了防止糖尿病患儿低血糖的出现,一般都强调加餐,除了每天三餐的规律饮食外,根据需要餐间可加点心(幼儿和青春期儿童点心次数可增多)或奶。三餐能量可采用 1/5、2/5、2/5 或 1/3、1/3、1/3 的比例分配,但需要结合孩子自身的情况进行调整,将三餐能量分出小部分做加餐使用。

5. 如何进行食物选择

在食物选择时,家长们往往很困惑。参照标准是什么? 糖尿病患儿进食某种食物后会不会对血糖波动产生影响,或者影响程度如何? 通常我们会用食物的血糖生成指数(GI)来判断。血糖生成指数是指含 50 克碳水化合物的食物与相当量的葡萄糖在餐后 2 小时的血糖反应水平百分比值,通常把葡萄糖的血糖生成指数定为 100。血糖生成指数反映了食物与葡萄糖相比升高血糖的速度。食物 GI>70 为高 GI 食物,GI<55 为低 GI 食物。低 GI 饮食可改善糖尿病患儿的餐后高血糖。因此我们在选择食物时尽量选择低 GI 的食物(常见食物的 GI 分值见附表 3-14)。

6. 如何制定食谱

糖尿病患儿的食谱应由专业的儿童营养师制定,家长必须严格按照食谱执行。同时还必须考虑到儿童的心理因素、食欲和口味的需求,提高生活质量。下面简单介绍两种常用的方法:食物交换份法和碳水化合物计数法。

食物交换份法在我国糖尿病饮食管理中应用比较广泛,该法是将食物按照来源、性质分为四大类(八小类),同类食物所含的碳水化合物、蛋白质、脂肪相近,每个食物交换份的能量约 90 千卡,因此可通过同类食物互换丰富食物种类。食谱举例见附录二。

碳水化合物计数法广泛用于使用基础-餐时胰岛素治疗和胰岛素泵治疗的患儿,一般建议在医院由医生和营养师专业定制。该方法可以将食物摄入量与血糖水平、胰岛素剂量建立关联,有助于预测餐后血糖值,有助于增加饮食灵活性、减少血糖波动（特别是降低低血糖发生率）、减少胰岛素用量、体重指数（BMI）和腰围。

7. 从科学饮食中预防并发症

（1）如何预防低血糖：低血糖是 1 型糖尿病患儿胰岛素治疗过程中最常见的急性并发症，轻度低血糖可引起不同的可逆转的症状和体征，严重低血糖可引起惊厥，时间过久甚至导致永久性中枢神经系统损伤，影响儿童智力发育。胰岛素用量、摄食量及近期活动强度等多种因素之间不相匹配都可能诱发低血糖。患儿及其父母应熟知诱发低血糖的常见因素及经常发生低血糖的时间段，配合医生制订好个性化的胰岛素治疗方案、饮食方案和运动方案，并加强血糖监测。患儿应随身携带饼干、馒头片、水果糖等，在轻或中度低血糖时及时食用（严重者须及时送至医院救治）。但是，低血糖时儿童对碳水化合物的实际需要量与其体表面积的大小、胰岛素的种类及近期活动量等相关，需要父母配合医生不断摸索，才可制订出可靠、恰当的饮食方案。

（2）如何预防血脂异常：胰岛素绝对或相对不足所导致的碳水化合物、脂肪、蛋白代谢紊乱，是糖尿病的基本病理生理，因此不管是成年还是未成年患者，都可能存在血脂异常问题，并引发大血管病变。糖尿病患儿在其一生中有比成年患者更长的病程，故发生相关慢性并发症的可能性更大，因此在优化血糖控制的同时，需严格控制好血脂、血压等心脑血管疾病的危险因素。饮食中，应减少饱和脂肪酸、反式脂肪酸和胆固醇的摄入量。另一方面，在控制总能量摄入的同时，要保持膳食中碳水化合物、脂肪、蛋白质的均衡，尤其是保证优质蛋白质的摄入，多选择富含膳食纤维的食物。适量运动也有助于改善血脂水平，但应注意循序渐进，量力而行。

8. 如何进行营养评价

当糖尿病患儿开始营养治疗后，应当每天记录血糖、各餐的食物种类及数量、进餐及加餐的时间，同时记录与之匹配的胰岛素的种类、剂量、用药时间，以及运动的时间、强度等，以便及时调整饮食。

第一次进行营养治疗后，1 个月后需重新评价及调整饮食，此后每 3 个月作一次评估。评估内容除了血糖、血脂等指标外，还要重点评价身高、体重、

BMI及腰围,并且绘制曲线图以便监测生长情况。儿童处于生长发育的阶段,横向、纵向都要协调生长,过快过慢都不好,我们根据世界卫生组织(WHO)的标准来评价儿童生长发育正常与否。家长一定要学会使用生长曲线图,以BMI为例,先根据体重指数(BMI)= 体重(千克)/ 身高(米)^2 计算BMI,然后根据孩子的性别和年龄段在相应的表中找到BMI和年龄的交点,如果交点位于BMI的85%~97%的范围中,即图中最上面两根曲线之间的范围,说明体重增长过快,需要控制体重增加的速度,如果超出了最上面这根线的范围说明体重超标,需要减重。例如:某男性患儿,12岁,身高1.4米,体重42千克,其BMI=21.4,查生长曲线得知在85%~97%的百分比范围,应该控制他体重增加的速度。

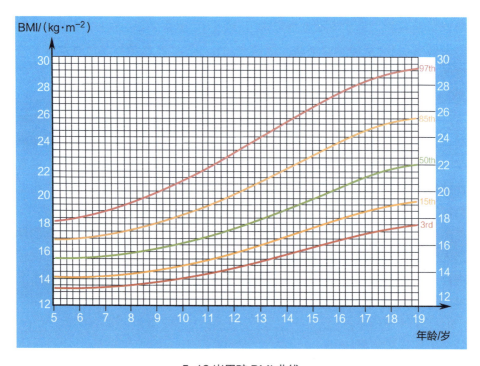

5~19岁男孩BMI曲线

若评价为体重超标,则需降低能量摄入、增加热量消耗,逐步调整使体重下降接近正常水平。体重减轻目标为每年大于5%,或以体重不变而身高沿着正常曲线持续增长。对于体重偏低,存在营养不良的糖尿病患儿,则应增加能量及蛋白质的摄入,纠正营养不良。当药物治疗、生活方式、生长发育阶段发

四、尊重个性特色——糖尿病特殊人群的营养管理

生改变时,营养治疗方案也必须随之快速调整,以防止过度限制饮食造成营养不良。

糖尿病患儿在长期的治疗中有着特殊的需求并随着年龄而不断变化,故营养治疗方案应有别于成人糖尿病。儿童糖尿病营养治疗首先要保证患儿充足和恰当的能量和营养素摄入,从而获得良好的生长发育。营养治疗应在营养师的指导下进行,包括营养评估、膳食调查、制订相应的个体化营养治疗方案并监测和调整。通过调整能量摄入、改善食物结构不仅可以满足儿童生长发育需要,也可以帮助糖尿病儿童的血糖控制达标,进而延缓并发症的发生发展。糖尿病患儿及家庭应建立健康的饮食生活习惯,树立正确的疾病观念,保证糖尿病儿童身体和心理的双重健康。

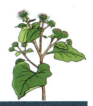

(二)孕妇也不能任性吗——妊娠合并糖尿病

1. 什么是妊娠合并糖尿病

妊娠合并糖尿病包括孕前糖尿病(pre-gestational diabetes mellitus,PGDM)和妊娠期糖尿病(gestational diabetes mellitus,GDM)。PGDM是指孕前已确诊的糖尿病患者和在妊娠期首次发现且血糖升高已经达到糖尿病的诊断标准的患者,也称为"糖尿病合并妊娠"。妊娠期糖尿病(GDM)是指妊娠期发生的糖代谢异常,一般在妊娠24~28周及28周后做75克口服葡萄糖耐量试验,空腹、服糖后1小时、服糖后2小时任意一点血糖值超过标准值时即可诊断为妊娠期糖尿病。

2. 为什么会发生妊娠合并糖尿病

孕期母体由于性激素、生长激素、甲状腺素及肾上腺皮质激素等这些拮抗

胰岛素的激素的分泌增加,导致胰岛素的敏感性下降,孕妇必须增加胰岛素的分泌量才能维持糖代谢的正常,如孕妇胰岛素的分泌不能相应增加,就可出现糖尿病症状或糖耐量异常。

GDM 和 2 型糖尿病可能具有相同的遗传易感基因,有糖尿病家族史的孕妇 GDM 的发生率明显增高。

诱发 GDM 的个体因素还包括高龄及超重。随着女性怀孕年龄的增加,发生 GDM 的危险性升高。有研究表明,初孕年龄是 GDM 的独立危险因素,年龄在 35 岁以上的孕妇发生 GDM 的风险是 30 岁以下孕妇的 5~8 倍。孕妇年龄大于 30 岁,GDM 的发病率显著增加。孕前超重者,GDM 的发生风险也显著增加。

3. 妊娠合并糖尿病对母亲和胎儿有哪些危害

妊娠期血糖异常可对母婴健康造成巨大的危害。

(1) 对孕妇的影响

1) 高血糖可使胚胎发育异常甚至死亡,流产率达 15%~30%。

2) 发生妊娠期高血压疾病的可能性较非糖尿病孕妇升高 2~4 倍。

3) 感染是糖尿病的主要并发症。

4) 羊水过多的发生率较非糖尿病孕妇多 10 倍。

5) 巨大儿发生率增高,导致难产、产道损伤、手术产概率增高。

6) 产程延长易发生产后出血。

7) 易发生酮症酸中毒。

8) 妊娠期糖尿病孕妇再次妊娠时,复发率高达 33%~69%。

(2) 对胎儿和新生儿的影响

1) 胎儿畸形、流产率增加。

2) 巨大儿发生风险增加,高达 25%~42%。

3) 发生胎儿缺氧、宫内窘迫,严重者甚至胎死宫内。

4) 新生儿低血糖,低血糖可影响脑细胞能量代谢,造成新生儿脑神经损伤。

5) 新生儿呼吸窘迫综合征发生率增高。

6) 妊娠合并糖尿病患者的子代糖尿病及肥胖的发生风险都显著高于正常孕妇。

4. 如何判断自己是不是妊娠期糖尿病

所有妊娠妇女应在孕 24~28 周进行 75 克口服葡萄糖耐量试验（oral glucose tolerance test,OGTT）筛查,以便能有充分时间对异常者进行治疗。对于有高危因素的人群应在首次产检时即进行孕前糖尿病筛查,必要时重复筛查。75 克葡萄糖 OGTT 筛查方法为:OGTT 前禁食至少 8 小时,试验前连续 3 天正常饮食,即每天进食碳水化合物不少于 150 克,检查期间静坐、禁烟。检查时,5 分钟内口服含 75 克葡萄糖的液体 300 毫升,分别抽取孕妇服糖前及服糖后 1 小时、2 小时的静脉血（从第 1 口开始饮用葡萄糖水计算时间）,放入含有氟化钠的试管中,采用葡萄糖氧化酶法测定血糖水平。其诊断标准见表 4-3:

表 4-3　GDM 的诊断标准（75 克葡萄糖 OGTT）

空腹	服糖后 1 小时	服糖后 2 小时
≥5.1 毫摩尔/升	≥10.0 毫摩尔/升	≥8.5 毫摩尔/升

注:其中任何一项血糖值达到或超过上述标准即诊断为 GDM。

5. 如何合理管理体重

妊娠合并糖尿病的营养治疗既要考虑能量限制,也要考虑营养素达到妊娠需求,这样才能既有利于血糖控制,又利于体重控制,同时满足孕妇的生理需求和胎儿生长发育的需求,避免孕期体重增长过多和增长不足,避免能量供应不足或过剩及营养素比例不平衡的问题,减少不良妊娠结局的风险。

妊娠早期,孕妇每天的食物摄入量不需要增加,但应均衡饮食,品种多样,多摄入富含叶酸等维生素丰富的食物。根据孕前体重和妊娠期的体重增长速度决定每天能量摄入量。虽然要控制每天摄入的总能量,但应避免能量限制过度,妊娠早期应保证不低于 1 500 千卡/天,妊娠晚期不低于 1 800 千卡/天,对于 BMI<18.5 的妊娠合并糖尿病患者,要增加每天摄入量至 30~35 千卡/千克。BMI≥25,尤其是 BMI≥30 的妊娠早期每天总能量控制在 2 500 千卡左右更为合理。过分的能量限制可能加速脂肪分解而发生酮症酸中毒,应尽量避免,以防止孕期酮症酸中毒对胎儿神经发育造成损害。

四、尊重个性特色——糖尿病特殊人群的营养管理

妊娠中、晚期GDM孕妇能量需要：在非孕期每天能量基础上平均增加200千卡。而多胎妊娠者，应在单胎基础上每天增加200~300千卡能量摄入。膳食能量推荐要结合孕前体重、身高、孕期增重及病情等综合考虑，且应根据监测情况必要时给予调整。

孕期增重是基于孕前BMI来推荐的。孕期能量的增加主要用于维持胎儿增长及保证母儿的营养需要。

如何进行孕期体重管理？

第1步：计算孕前体重指数BMI。

体重指数BMI= 体重（千克）/ 身高（米）^{2}

找到适合自己的体重管理曲线。

第2步：称重。

每周固定时间称重，计算体重增长值。

第3步：体重评估。

评估自己的体重曲线是否合理。

超出上、下限应及时就医，获取专业建议。

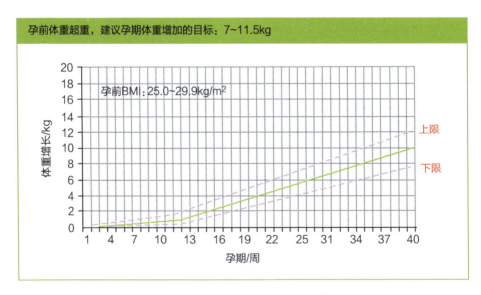

孕前体重超重的体重增长参考曲线

四、尊重个性特色——糖尿病特殊人群的营养管理

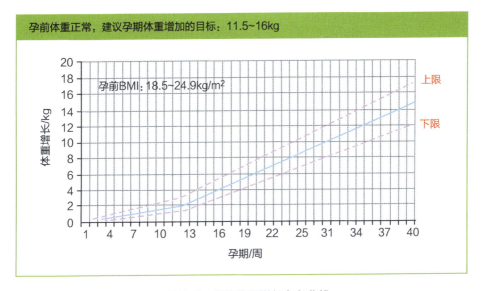

孕前体重正常的体重增长参考曲线

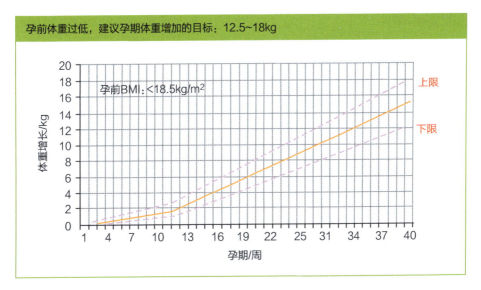

孕前体重过低的体重增长参考曲线

6. 食物选择小窍门有哪些

对于妊娠合并糖尿病患者,医学营养治疗方案应以保证母亲和胎儿的最佳营养状况,摄入足够能量,保证孕期适宜的体重增加,达到并维持正常的血糖水平,避免发生酮症为目标。

(1) 适当限制和选择合适的碳水化合物:碳水化合物是神经系统和心肌的主要能源,其特点是在体内释放能量快,供能快,对维持母体和胎儿神经系统、红细胞、骨髓和心脏的正常供能有非常重要的意义,是最经济和最主要的能量来源。主食是碳水化合物的主要来源。严格控制一天主食的总量:如果原来食量较大则应逐渐减至规定份量。主食中可多选择一些粗粮、杂粮,例如:玉米、全麦面、荞麦、生燕麦片(速溶麦片除外)等,将主食的 1/3~1/2 用粗杂粮替换。一般不主张喝稀饭、汤饭、面食、粉条、米线、藕粉、凉粉、汤圆及其他糯米制品、炒饭、盖浇饭等快速吸收的主食,尽量以糙米或五谷饭取代白米饭、玉米馒头取代白馒头等。不主张吃白糖、红糖、葡萄糖等制作的食物,如:糖果、蜂蜜、果脯、蜜枣、甜饮料、夹心饼干、加糖糕点、雪糕等,可适量选用代糖,例如:阿斯巴糖、甜叶菊苷等。

(2) 尽量选择体积大、能量低的食物,如绿叶蔬菜、瓜类、豆芽、海带等,尤其是血糖指数低于 55 的食物。以黄瓜、西红柿等能量低且能生吃的蔬菜类作为零食,以防饥饿。

(3) 少食根茎类食物,如芋头、红薯、土豆、胡萝卜、藕、老南瓜,每吃一份上述食物要相应减少半份米面类食物。

(4) 肉类食品可以选择鱼虾类、瘦肉类、去皮禽肉,少选用含脂肪高如肥肉、五花肉、猪脚、火腿、腊肠、腊肉等。尽量不喝或少喝肉汤,包括鸡汤、鱼汤、排骨汤等。

提示: 妊娠期糖尿病患者在控制饮食时往往认为吃肉会升高血糖,因此减少肉类的摄入量,这种说法是完全错误的。妊娠糖尿病控制饮食时尤其不应减少优质蛋白质的摄入,如奶类、蛋类及瘦肉类。母亲的健康和胎儿的生长发育均离不开蛋白质。充足的蛋白质对胎儿的发育至关重要,尤其是孕中、晚期。这两个时期为胎儿快速生长期,应进一步增加蛋白质的摄入量。如此时过分限制蛋白质摄入,将严重影响胎儿生长发育,使其生长受限。根据中国居民膳食营养素参考摄入量,孕中期蛋白质摄入量应在原来基础上平均增加 15 克,孕晚期增加 30 克。除非有宗教信仰、食物过敏等特殊情况,蛋白质类食物的来源尽可能多样化,从鱼类、瘦肉、鸡蛋、牛奶、豆制品中摄取优质蛋白,这样有利于提高蛋白的吸收和利用。

(5) 血脂异常的孕妇少吃胆固醇含量高的食物,如:内脏(脑、肾、肠)、海产(贝类如蚝、软体动物如鱿鱼、墨鱼、虾膏、蟹黄)。

(6) 烹调:少用煎、炸等用油多的方式,多采用清炖、蒸、焖、烩等以减少用油量。宜选植物油,如:花生油、玉米油、芝麻油、调和油等,不选动物油如猪油、奶油等。调料方面不宜用含糖多的酱料,如:茄汁、酸梅酱、五柳料等。

提示:合理的脂肪摄入,推荐膳食脂肪供能比为 25%~30%。应当限制动物油脂、红肉类、椰奶、全脂奶制品等富含饱和脂肪酸的食物。在妊娠合并糖尿病的营养治疗中,应该认识食物中的"隐性脂肪"和反式脂肪酸含量高的食物,避免过量摄入。鱼油、牛奶、植物种子中存在的"隐性脂肪"常常被忽略,应将这部分脂肪也计算在总热量中。反式脂肪酸高的食物有起酥油、人造黄油或奶油等制作的沙拉酱、饼干、蛋黄派、糕点和面包;植物油反复煎炸的食物如西式快餐中的炸薯条、炸薯片、炸鸡腿等,甜点如巧克力、冰激凌等松软香甜、口味独特的食品,也含较多的反式脂肪酸。

(7) 不主张多食水果:血糖控制较稳定者,可少量进食含糖低的水果,如:杏、李、柚、枇杷、木瓜、柠檬、草莓(含糖量<10%);苹果、梨、桃、柑、橘、橙、樱桃(含糖量为 10%~13%),在两餐之间进食。所有水果尽可能在白天进食。吃新鲜的水果,不喝果汁,即使是鲜榨果汁。

(8) 尽量做到饮食多样化,避免单调,多选择血糖生成指数较低的食物。

(9) 每天适量运动,餐后 30 分钟即可开始,选择散步等低强度活动,如餐后散步 30~40 分钟,防止低血糖。出现腹痛、阴道出血、头晕头痛、憋气、胸痛等症状应立即终止运动,及时就医。有先兆流产、胎膜早破、先兆早产、多胎妊娠、前置胎盘、持续性阴道流血、妊娠期高血压疾病、宫颈功能不全、宫颈口松弛、较严重的心脏病、阻塞性肺疾病和其他医生嘱咐不能参加运动的情况等禁止运动。

提示:适宜的身体活动有利于维持体重的适宜增长和自然分娩,户外活动还有助于改善维生素 D 的营养状况,以促进胎儿骨骼的发育和母体自身的骨骼健康。

运动前、中、后三个阶段都要补充水分,避免跳跃或震荡性的运动,避免在天气炎热和闷热时做运动,怀孕 4 个月后禁止做仰卧运动。孕期适宜和不适宜开展的运动见表 4-4。

四、尊重个性特色——糖尿病特殊人群的营养管理

表4-4 孕期运动

适宜开展的运动	不适宜开展的运动
游泳	跳跃
散步	球类
慢跑	登高（海拔2 500米）
孕妇体操	骑马
瑜伽	滑雪
爬楼梯	长时间站立

（10）给予合理的餐次安排，总的原则仍是以分餐为主，每天5~6餐，使血糖尽可能波动小。如早餐宜占总能量的10%~15%，中餐30%，晚餐30%，上午9~10点、下午3~4点及睡前各加餐一次，每次加餐的能量占总能量的5%~10%，防止低血糖的发生。

（11）注意预防低血糖，自备一些糖果。低血糖的发生与运动过度、饮食不足等相关，主要表现为：饥饿、乏力、心慌、出冷汗、手振等。紧急处理方法是：立即吃两三块糖或巧克力，或一小杯糖水，一般几分钟后症状可缓解，如无好转应速到医院急诊治疗。

7. 孕中、晚期平衡膳食宝塔

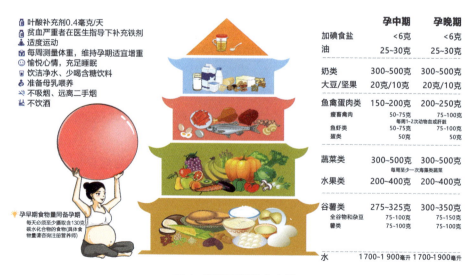

孕中、晚期平衡膳食宝塔

四、尊重个性特色——糖尿病特殊人群的营养管理

9. 血糖控制目标是多少

(1) 糖尿病患者孕前血糖控制目标：见表 4-5。

表 4-5　糖尿病患者孕前血糖控制目标

未应用胰岛素者	HbA1c<6.5%
	空腹血糖尽可能接近正常
	餐后血糖尽可能接近正常
应用胰岛素者	HbA1c<7.0%
	空腹血糖 3.9~6.5 毫摩尔/升
	餐后血糖 <8.5 毫摩尔/升

(2) 妊娠期血糖控制目标：见表 4-6。

表 4-6　所有类型妊娠期糖尿病的血糖控制目标

空腹血糖	餐后 1 小时血糖	餐后 2 小时血糖
<5.3 毫摩尔/升	<7.8 毫摩尔/升	<6.7 毫摩尔/升

饮食记录是为了让医师了解您的饮食情况，根据血糖监测结果及时调整饮食方案，帮助控制血糖，一定要认真记录。

血糖监测是糖尿病管理中的重要组成部分，其结果有助于评估糖尿病患者糖代谢紊乱的程度，制定合理的降糖方案，反映降糖治疗的效果并指导治疗方案的调整。

- 空腹血糖代表夜间至次日早餐前这一段时间的血糖控制情况。
- 餐后血糖一般是指餐后 2 小时的血糖，通常是从吃第一口饭开始计时，而不是常常误以为的吃完饭后 2 小时。
- 建议睡前检测血糖，避免低血糖的发生。

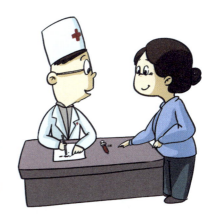

9. 食谱举例

见附录二。

（三）年龄大了，干脆什么都不吃了——糖尿病老年患者饮食

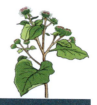

1. 糖尿病老年患者应该不吃或少吃主食吗

很多老年人得知自己患有糖尿病后开始注意控制饮食，但许多人往往存在一个误区，认为糖尿病患者就是要少吃或不吃主食，吃了主食就会引起血糖升高，这种做法是非常不正确的。如果主食摄入过少，不仅容易引起低血糖，同时也增加了体内酮体增高的风险，这可比糖尿病更可怕！

中国人以谷物为主体的饮食习惯已经沿袭了数千年。谷类食物的种类很多，包括大米、小麦、玉米、高粱、小米、大麦、燕麦、荞麦等。谷类中营养成分非常丰富，碳水化合物一般占重量的75%~80%，蛋白质占8%~10%，脂肪占1%左右，是人体所需维生素B_1、膳食纤维的重要来源。谷类食物是世界上大多数国家传统膳食的主体，事实上谷类食物是最有效、最安全、最易得到，也是最便宜的能源。越来越多的科学研究表明，以植物性食物为主的膳食可以避免欧美等发达国家高能量、高脂肪和低膳食纤维膳食模式的缺陷，对预防心脑血管疾病、糖尿病和癌症有益。提倡谷类为

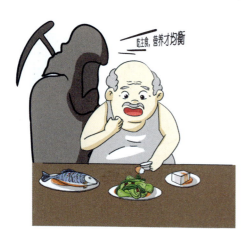

主,即强调膳食中谷类食物应是提供能量的主要来源,应达到一半以上。要坚持谷类为主,老年人一般每天应摄入200~300克,糖尿病患者可适当减少至150~250克。

2. 为什么提倡老年人的食物要粗细搭配

老年人在选择和制作谷类食物时首先要多样化,粗细搭配。随着生活水平的提高和对食品口味要求的改变,粮食加工越来越精细。精制米面白净细腻、口感好,但是最大的缺点是营养损失多。谷类食品是B族维生素的主要来源,含丰富的可溶性膳食纤维、矿物质、植物化学物质如木酚素等。这些营养素大多存在于米面的皮层和谷胚中,粮食加工越精细,营养成分损失越多。如果长期吃精白米面,不仅容易升高血糖,还会引起B族维生素和膳食纤维摄入不足。因此老年人每天应该选择2~3个以上品种的谷类食品,有意识地多选择粗杂粮,做到粗细搭配,保证营养均衡。

老年人要合理制作米面食品:不要过度淘米,如果反复搓洗,不仅除不掉米粒中的杂质,还会使米粒外层的营养素丢失很多。大米和杂粮一般以蒸、煮的方法制成饭和粥。面粉一般用蒸、烤、烙的方法制作成面食,如馒头、面条、饺子、面饼等。老年人咀嚼和消化能力减弱,米饭、粥和各种面食要松软易消化,不要用捞蒸方式煮饭(即弃米汤后再蒸),以减少营养素的损失。煮粥不要加碱,发面时最好用酵母而不要用小苏打,少用油炸的方式制作食物,如油条、炸糕、麻花等,以保护谷类中的营养素。由于稀饭熬制时间较长,谷类表层的糖水化合物溶于水中,更容易引起血糖升高,因此糖尿病患者应尽可能减少食用稀饭。

粗细粮搭配有两层意思:一是适当多吃一些传统的粗粮,即相对于大米、白面这些细粮以外的谷类和杂豆,包括小米、高粱、玉米、荞麦、燕麦、薏米、红小豆、绿豆、芸豆等;二是目前谷类消费主要是加工精度高的精米白面,要适当增加一些加工精度低的米面。如在米饭中换1/3~1/2的粗杂粮将更有利于血糖控制。

3. 老年人的主食如何搭配

粗杂粮吃起来口感通常要比细粮差一些,蛋白质消化利用率也较低,因此老年人要讲究食物的搭配和合理制作,以改善口感,使粗杂粮既好吃、松软容易消化,又有营养。

(1) 粗细搭配:如把荞麦、燕麦、杂豆等粗粮和大米放在一起煮饭;白面粉中加入玉米粉、荞麦粉、高粱面等做成各色面条、馒头、发糕、饺子皮等,在改善口感的同时,发挥蛋白质的互补作用,提高营养价值。

(2) 适度加工:整粒的粗杂粮较坚硬、难以嚼碎、不易消化吸收,因此粗粮要巧做,要加工粉碎成为颗粒或粉末状,做成多种花色品种,如杂粮面包、杂粮饼干、杂粮糕点等。也可以和蔬菜或肉蛋类食物搭配,如以蔬菜、豆沙、肉类菌菇等为馅,做成各色包子、饺子、馍馍等。

(3) 干稀搭配:食物干稀搭配非常适合老年人,将粗粮及其制品与牛奶、豆浆等一起吃,也可把玉米、薏仁米、黑米等多种粗粮与白果、百合、莲子、桂圆等搭配做成八宝粥;或把粗粮、杂豆等与大米蔬菜等搭配做成腊八粥;或将粗粮与果仁或豆类等搭配做成各式羹类,如黑米赤豆羹、薏米绿豆百合羹等。

总之,老年人可按粗细搭配食物多样的原则,根据自己的饮食习惯进行各种组合和搭配,产生丰富多样的食用方法。

提示:粗粮吃得越多越好吗?

随着营养学家和媒体的呼吁,有的居民开始认识到粗粮的益处,粗粮主食出现在家家户户的餐桌上。但是往往走向了另一个极端,那就是把粗粮当成养生法宝,每天只吃粗粮不吃细粮。

其实,粗粮吃得过多也是不利于健康的。在粗粮加工不充分时,因为五谷杂粮的粗糙外皮很坚硬,一般不容易消化,尤其是老年人;而且粗粮吃得过多还会影响人体对钙、铁、锌等矿物质的吸收;没有得到充分加工的粗粮食品,其营养成分只能很少被人体吸收。因此,粗粮的食用很有学问,应当将粗粮作为细粮的补充食物,两者搭配着吃,不要过分迷恋吃粗粮。

4. 为什么老年人要常吃适量的鱼、禽、蛋和瘦肉

随着年龄的增长,老年人的消化功能减弱,食量减少加上咀嚼功能降低,食用鱼、禽、瘦肉较少,肥肉摄取较多,同时老年人的基础代谢降低,运动量也相应减少,能量消耗不如年轻时多,更容易发生肥胖、血脂异常、动脉硬化、糖尿病等疾病。因此,老年人饮食中的营养素不仅要量足质好,而且还要易于消化吸收。鱼、禽、蛋、瘦肉含丰富的蛋白质,其氨基酸组成与人体需要接近,属

四、尊重个性特色——糖尿病特殊人群的营养管理

优质蛋白质;维生素含量较多,特别是脂溶性维生素和B族维生素含量丰富;铁、锌等微量元素含量丰富,消化吸收率也很高,有利于老年人的健康。因此老年人应经常吃些鱼、禽蛋和瘦肉。

5. 老年人如何选择动物性食品呢

由于动物性食品的营养价值高,而且味道鲜美,可烹制出各种菜肴,是老年人膳食的重要组成部分。但由于不同的动物性食品营养特点各异,老年人要根据自身情况进行合理选择。鱼、禽类与畜肉比较,脂肪含量相对较低,不饱和脂肪酸含量较高,特别是鱼类,不仅脂肪含量明显低于畜肉和禽肉,而且海鱼等含有较多的不饱和脂肪酸,并以二十二碳六烯酸(DHA)和二十碳五烯酸(EPA)为主,对预防血脂异常和心脑血管疾病等具有重要作用,因此老年人宜将鱼禽肉作为首选肉类食品。在畜肉中,瘦肉蛋白质含量高,脂肪含量较低,而肥肉则相反,两者比较宜多选择瘦肉。

6. 一天要吃几个蛋

鸡蛋的营养价值毋庸置疑,不过,很多人在吃鸡蛋的时候,都把蛋黄弃掉了,理由是蛋黄中的胆固醇太多了。那么蛋黄真的有这么可怕吗?一天到底要吃几个鸡蛋?

鸡蛋中的营养素不仅含量丰富,而且质量也很好,是营养价值很高的食物。鸡蛋蛋白质含量在12%,氨基酸组成与人体需要最为接近,优于其他动物蛋白质。脂肪含量为10%~15%,主要存在于蛋黄中。蛋黄中的维生素种类齐全,包括所有的B族维生素、维生素A、维生素D、维生素E和维生素K,以及微量的维生素C。矿物质钙、磷、铁、锌、硒的含量也很丰富。具有这么好营养价值的鸡蛋,为什么不可以多吃些呢?

让人纠结的焦点就在于鸡蛋中的胆固醇,每百克全蛋中的胆固醇含量大约是585毫克,每百克蛋黄中更是高达1510毫克。如果吃一个鸡蛋的话,摄入的胆固醇在200毫克左右。近期的研究表明食物中的胆固醇并没有那么可怕,《中国居民膳食营养素参考摄入量(2013版)》已经取消了对于膳食胆固醇的限制。

有许多研究已经证实,对于健康人来说,每天吃1个鸡蛋,对血清胆固醇

水平影响很小,而其带来的营养效益远高于其他所有含胆固醇的食物,因此没有必要在意一个鸡蛋中的200毫克左右的胆固醇。建议每天吃一个鸡蛋,蛋白、蛋黄都要吃。无论是白皮蛋还是红皮蛋,土鸡蛋还是洋鸡蛋,它们中的营养素含量没有显著差别。

7. 血糖偏高的老人如何选用水果

一些血糖偏高的老人不敢吃水果,认为水果含糖高,害怕吃后引起血糖升高,这是认识误区。如果注意合理选用水果,益处良多。水果中含有的碳水化合物除葡萄糖、果糖、蔗糖外,还有相当一部分以膳食纤维的形式存在,如果胶、纤维素、半纤维素等。由于膳食纤维可延缓葡萄糖吸收,故适当选用水果对血糖的升高作用比想象的小,而且其中含有大量其他食物中不含有或缺乏的有机酸、芳香物质、果胶、抗氧化成分等,对血糖高者满足食欲、增加抵抗力、消除自由基等具有不可替代的作用。所以血糖高者不要一概排斥水果,可按以下原则合理选用水果:

(1)根据病情选用水果:血糖偏高者选择水果的主要依据是水果中含糖量及血糖指数,但不是所有的人都能随意吃水果,一般建议血糖较稳定者可适量选择水果。空腹血糖7.0毫摩尔/升以下,餐后2小时血糖在11.1毫摩尔/升以下,病情稳定者,可选含糖量稍高一点的水果(含糖量10%~13%),如苹果、梨、桃、柑、橘、橙、樱桃等;对于一些血糖较高、病情不很稳定的患者,只能少量选用含糖量较低的水果(<10%),如杏、李、柚、枇杷、木瓜、柠檬、草莓等。

血糖指数反映了含等量碳水化合物的不同种类食物进入体内所引起的血糖变化的程度,其值越高,对血糖影响越大,血糖高者可选用血糖生成指数低于55的水果(附表3-2)。所有高血糖者应少用含糖量高和血糖生成指数高的水果。成熟香蕉中碳水化合物含量高达22%,血糖指数也远高于一般水果,故建议糖尿病患者不要吃太多香蕉。此外,椰子、柿子、菠萝等水果也不宜多吃。西瓜、杧果虽然含糖量不高(<10%),但血糖生成指数较高,也不宜多吃。

(2)水果用量:水果是一天膳食的重要部分,血糖偏高者每天水果摄入量可控制在50~150克。大多数新鲜水果每100克约含能量50千卡,如果一天吃得较多,应当减掉部分主食。如吃苹果200克(约含能量100千卡),就要从全天的主食中减掉30克,以免总能量摄入过量。

(3) 吃水果的时间和频率:吃水果的时间最好选在两餐之间、饥饿时或者体力活动之后,作为能量和营养素的适当补充,也是预防低血糖的适宜措施。尽可能不在晚上吃,每天最好吃1~2次水果,每次50克左右。

(4) 水果食用方式:选用新鲜水果,不要吃葡萄干、蔓越莓干、柿饼等干果,也不要吃各种果酱、果泥、水果罐头、果汁、饮料、果脯等加工制品,因为它们一般是经添加糖后加工制作而成的,而且营养素丢失不少。

8. 老年人如何安排适宜的餐次和时间

老年人因其生理的特殊性,应选择好适合于自己的用餐时间。在一般情况下,按正餐的时间安排用餐。但因老年人一般早睡早起,在早晨起床30分钟后吃早餐比较适宜,因为早餐距离前一天晚餐的时间大约有12小时以上,体内储存的糖原已消耗殆尽,应及时补充,避免出现低血糖反应;若早餐与午餐相距时间较长,宜于上午10点左右增加一餐点心;若晚餐吃得较晚,则可在午睡后增加一餐点心;若晚餐吃得较早,则可在晚8点左右增加一餐点心。因此,老年人更应合理安排一日三餐,以三次正餐为主,可酌情增加2~3次加餐,少量多餐,选择易消化的食物,进食时间应相对规律。

9. 为什么晚餐不宜太丰盛

不少上班族家庭中晚餐是一日中最丰盛的一餐,因此老年人也在晚餐吃了过多的食物,这种做法不可取。如果晚餐摄入食物过多,体内的血糖和血中氨基酸的浓度就会增高,加重胰岛负担。如果老年人晚上主要是看电视、打麻将等静坐活动,活动量较少,能量消耗低,甚至有的老年人还在看电视时吃能量较高的零食(如花生、瓜子等),在多重因素影响下,多余的能量在胰岛素作用下合成脂肪储存在体内,长期处于这种状态时,就会使体重逐渐增加,从而导致肥胖。已有研究表明,经常在晚餐进食大量高脂肪、高蛋白质的食物,会增加患冠心病、高血压等疾病的危险性。晚餐吃得太多、丰盛、油腻,还会加重消化系统的负担,延长消化时间,导致失眠、多梦等。

10. 老年人如何使用膳食补充剂

膳食补充剂是指可用以弥补膳食中营养素(维生素、矿物质等)摄入不足而使用的营养素制剂。尽管目前人们的生活水平不断提高,膳食营养状况明显改善,但营养素缺乏问题仍不容忽视。老年人因为生理功能减退和疾病的影响等,更容易出现矿物质、维生素的缺乏。

合理使用膳食补充剂,可补充膳食中微量营养素摄入不足的问题,预防营养缺乏病,改善老年人的营养状况,促进健康。老年人应根据自己膳食结构及营养素摄取的特点,在医生或营养师的指导下,选择适合于自己的膳食补充剂。机体对矿物质、维生素需要量有一定的范围,使用过程中既要预防剂量太低,达不到需要量要求和应有的生理作用,又要预防过量摄取对机体产生各种毒副作用。各种营养素总的摄入量(包括从食物、饮水、膳食补充剂和强化食品中摄入的各种矿物质、维生素的数量)不能超过中国营养学会推荐的可耐受最高摄入量的限值,以保证长期使用不会对机体产生损害。

11. 膳食补充剂、保健食品能代替一日三餐吗

目前,随着经济条件的改善,子女的关心,老年人服用保健食品、膳食补充剂者逐渐增多。由于保健食品、膳食补充剂的宣传,许多老年人将此作为良药,天真地认为有了保健食品或膳食补充剂,天下的所有营养与健康物质都能一网打尽,有了这两者,甚至连一日三餐都可简化。诚然,保健食品有一定的保健功能,膳食补充剂也能补充一定量的营养素,但选择这两者有一定的前提条件。保健食品主要是由一些生物活性物质加其他成分(如填充剂)组成,它的特殊保健功能只适合于缺乏这些功能因子的个体。因此,保健食品有特定的食用人群。对于老年人来说,虽然他们可能处于亚健康状态,但他们究竟缺乏哪些物质却不得而知。如一味食用这些保健食品,有可能使缺乏的成分越加缺乏,而使原本不缺的物质水平增高,导致了新的亚健康出现。膳食补充剂多以补充矿物质、维生素为主,成分局限,无论如何配比也不能替代水果和蔬菜。

由上可见,保健食品、膳食补充剂虽可调节人体的功能、补充人体所缺,但只能用以补充膳食中营养素摄取的不足,绝对不能代替天然食物。合理安排的一日三餐可向人体提供各种营养物质和生物活性物质,优于保健食品和膳

食补充剂所能提供的成分,且比例还很适宜。所以老年人在选择这些保健食品和膳食补充剂时,应在调整好一日三餐的情况下,再根据膳食不足,适当选择适合于自身需求的保健食品和膳食补充剂。

12. 适当的户外运动对老年人有何好处

随着年龄的增加,老年人的骨骼、肌肉、消化、呼吸、心血管、中枢神经等各系统功能逐渐衰退。天天运动尤其是多做户外活动,可延缓老年人体力、智力和各器官功能的衰退,对控制血糖十分有益。

适当的户外活动对老年人的健康很有好处,但是运动方式一定要根据老年人的生理特点来选择。一般来说,老年人比较适合步行、慢跑、游泳、跳舞、太极拳、乒乓球、门球、保龄球等运动方式。

老年人在运动上应遵循"八字方针",即安全、全面、自然、适度。

安全:老年人的体力和协调功能衰退,视、听能力也减弱,运动时要保证安全,动作简单、舒缓,运动强度、幅度也不要太大。

全面:老年人尽量选择多种运动项目和能活动全身的项目,使全身各关节、肌肉群和身体多个部位受到锻炼。注意上下肢的协调运动、身体左右侧的对称运动,并注意颈、肩、腰、腿、膝、踝、肘、腕、手指、脚趾等各关节和肌群活动,眼、耳、鼻、舌、齿也要经常运动。

自然:老年人的运动方式要自然、简便,不宜做负重憋气、过分用力、头部旋转摇晃的运动,尤其是那些有动脉硬化和高血压的老年人更要避免。

适度:老年人应根据自己的生理特点和健康状况选择适当的运动方式、运动强度、运动时间和频率。老年人最好坚持每天锻炼,每天户外活动时间至少30分钟,运动强度以轻微出汗、自我感觉舒适为度。世界卫生组织推荐的最适宜锻炼时间是9:00—10:00或16:00—18:00。

五、管理混合因素——糖尿病合并症的营养管理

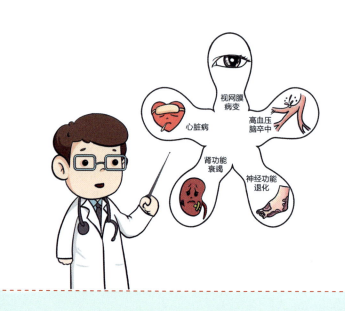

五、管理混合因素——糖尿病合并症的营养管理

生活方式和饮食结构的改变直接或间接导致了与糖脂代谢紊乱相关疾病的迅猛增加,目前糖尿病已成为威胁我国居民健康的主要疾病之一。大血管病变、微血管病变、高血压等糖尿病相关合并症,也是国内人群主要的致死和致残原因,糖尿病对患者的重要脏器(如心血管、眼、肾、神经等)造成严重损害,导致巨额医疗费用的支出,给患者家庭和社会带来沉重的经济负担。糖尿病合并症的长期营养管理是治疗的基石,可减少医疗开销,使患者获益。

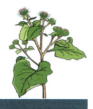

(一)糖尿病合并高血压如何进行膳食营养管理

新近发布的国际糖尿病联盟(IDF)《全球糖尿病地图(第8版)》显示,全球约4.25亿成人罹患糖尿病,中国位居全球首位,患者数量达1.144亿。另一方面,2015年中国居民营养与慢性病状况报告、中国心血管病高危人群早期筛查与综合干预项目显示:我国18岁以上成人高血压患病率为25.2%,35岁以上成年人高血压患病率为37%。

糖尿病常与高血压合并存在,显著增加患者心、脑、肾等重要器官损害风险。随着中国人口老龄化情况的加剧,其各自的患病率在逐年增加的同时,它们的共患率也在逐年攀升,且更容易引发心力衰竭。国内流行病学研究显示,糖尿病患者的高血压检出率约为60%,而高血压患者的糖尿病检出率为24.3%~70.3%。糖尿病合并高血压可显著增加心脑血管疾病风险。中国的一项大型研究23年随访数据显示,心脑血管病是糖尿病患者死亡的主要原因,其中大约1/2的死亡是由脑卒中所致。

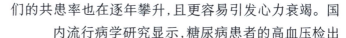

医学营养治疗是糖尿病的基础治

五、管理混合因素——糖尿病合并症的营养管理

疗手段,包括对患者进行个体化营养评估、营养诊断、制订相应营养干预计划,并在一定时期内实施及监测。营养治疗通过调整饮食总能量、饮食结构及限制食盐,有利于血糖、血压的控制,有助于维持理想体重并预防营养不良发生,是糖尿病合并高血压的预防、治疗、自我管理及教育的重要组成部分。

1. 血压是怎么形成的,如何诊断高血压

心脏的收缩、舒张交替进行,推动血液在心脏和血管组成的密闭循环系统内持续流动。血液在血管内流动时对血管壁造成的侧压力,称为血压。

高血压是指体循环动脉收缩期和/或舒张期血压持续增高,目前我国高血压的诊断仍采用 1999 年世界卫生组织和高血压联盟(WHO/ISH)建议的 18 岁以上成人血压水平分类标准。即收缩压≥140mmHg 和/或舒张压≥90mmHg,即可诊断为高血压。

大多数高血压患者通常无症状,很多患者根本不知道自己血压高,是体检或偶尔测量血压时才发现血压高(表 5-1),故高血压被称为"无声杀手"。有些患者是在发生了心脏病、脑卒中、肾衰竭需要透析时才知道自己的血压高。所以建议糖尿病患者就诊时应当常规测量血压以提高糖尿病患者的高血压知晓率。

表 5-1 血压水平的定义和分类(WHO/ISH)

类别	收缩压/mmHg	舒张压/mmHg
理想血压	<120	<80
正常血压	<130	<85
正常高值	130~139	85~89
1 级高血压(轻度)	140~159	90~99
亚组:临界高血压	140~149	90~94
2 级高血压(中度)	160~179	100~109
3 级高血压(重度)	≥180	≥110
单纯收缩期高血压	≥140	<90

注:1. 当收缩压和舒张压分属于不同分级时,以较高的级别作为标准。
  2. 上述高血压的诊断,必须以非药物状态下,2 次或 2 次以上非同日多次重复测定血压所得的平均值为依据,偶然测得一次血压增高不能确诊,必须重复并进一步观察。

2. 高血压会增加糖尿病的发病率吗,糖尿病合并高血压的危害

国内研究显示超重、中心性肥胖、糖尿病家族史、吸烟、饮酒、高血压、高脂血症、冠心病史、脑血管意外史、食用油类型是影响糖尿病发病率的主要因素,其中糖尿病家族史、高血压是最显著的两个危险因素。糖尿病合并高血压患者,脑梗死和总心脑血管事件的风险为单纯糖尿病患者的1.55倍。糖尿病患者的随访研究显示,收缩压及舒张压每升高10mmHg可增加肾功能不全风险2.44倍。高血压可加重糖尿病患者动脉硬化的进展,常见的并发症是脑卒中、心脏病、肾脏病、外周血管病、眼底病。糖尿病合并高血压时,上述并发症有"三高":发病率高、病死率高、致残率高,严重影响生活质量和寿命。反之,控制高血压可显著降低糖尿病并发症发生和发展的风险。

3. 糖尿病合并高血压患者血压控制目标及血糖控制目标

2017年发布的《高血压合理用药指南(第2版)》,将糖尿病合并高血压作为一种特殊合并症从代谢综合征中划分出来,彰显了对该类人群的重视。糖尿病合并高血压患者收缩压每下降10mmHg,糖尿病相关的任何并发症风险下降12%,死亡风险下降15%。目前各国高血压防治指南对于糖尿病合并高血压患者降压目标主流争议点在于是<140/90mmHg还是<130/80mmHg。2017年中国2型糖尿病防治指南,纳入了最新的中国人群研究证据,推荐目标降低为130/80mmHg,在老年或伴有严重冠心病的糖尿病患者,可根据患者情况相应地放宽至<140/90mmHg。

对糖尿病患者血压升高的初始干预方案应视血压水平而定。糖尿病患者的血压

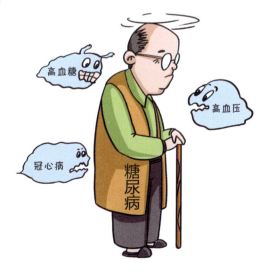

水平如果超过 120/80mmHg 即应开始生活方式干预以预防高血压的发生。血压≥140/90mmHg 者可考虑开始药物降压治疗。糖尿病患者血压≥160/100mmHg 时应立即开始降压药物治疗，并可以采取联合治疗方案。

针对高血压人群应进行糖尿病筛查，有助于早期发现糖尿病。如果空腹血糖≥6.1毫摩尔／升或任意点血糖≥7.8毫摩尔／升时，应开始生活方式干预，以降低糖尿病的发生风险。血糖控制目标应分层管理，对于新诊断、年轻、无并发症的2型糖尿病患者，建议及早进行强化血糖控制，降低糖尿病并发症的发生风险。糖尿病控制与并发症试验（DCCT）、英国前瞻性糖尿病研究（UKPDS）等严格控制血糖的临床研究结果显示，在处于糖尿病早期阶段的患者中，严格控制血糖可以显著降低糖尿病微血管病变的发生风险。随后的长期随访结果显示，早期严格血糖控制与糖尿病微血管病变、心肌梗死及死亡的发生风险下降有关。

糖化血红蛋白（HbA1c）是反映长期血糖控制水平的主要指标之一。对大多数成年2型糖尿病患者而言，合理的 HbA1c 控制目标为 <7%。更严格的 HbA1c 控制目标 <6.5% 适合于病程较短、预期寿命较长、无并发症、未合并心血管疾病的2型糖尿病患者，其前提是无低血糖或其他不良反应。在治疗调整中，可将 HbA1c≥7% 作为2型糖尿病启动临床治疗或需要调整治疗方案的重要判断标准。表 5-2 列举了 HbA1c 浓度与平均血糖水平之间的关系。

表 5-2　糖化血红蛋白（HbA1c）与平均血糖关系对照表

HbA1c/%	平均血浆葡萄糖水平/(毫摩尔·升$^{-1}$)或(毫克·分升$^{-1}$)
6	7.0(126)
7	8.6(154)
8	10.2(183)
9	11.8(212)
10	13.4(240)
11	14.9(269)
12	16.5(298)

4. 糖尿病合并高血压患者的营养治疗原则

糖尿病合并高血压治疗的近期目标是通过控制高血糖和代谢紊乱来消除糖尿病症状和防止出现急性代谢并发症，糖尿病治疗的远期目标是通过良好的代谢控制达到预防慢性并发症、提高患者生活质量和延长寿命的目的。主要原则如下：

（1）限制钠盐摄入，适量增加钾、钙的摄入量：食盐是烹饪中最常用的调味料，盐的主要化学成分氯化钠在食盐中含量高达99%。每天摄入2~3克食盐是人体维持生命所必需的，但过量食盐摄入（>6克/天）会导致不良生理反应，其中最主要的就是升高血压。高血压膳食疗法最主要的关键点就是减盐。盐摄入越多，血压水平越高。严格限盐可有效降低血压，降低脑卒中、冠心病的发病率。推荐健康成人每天食盐摄入量不宜超过5克（钠摄入量≤2克），高血压患者不宜超过3克。糖尿病合并高血压患者根据病情给予不同程度的限盐饮食，建议每天控制在2~5克。目前我国居民盐摄入量普遍过高，平均值是推荐量的2倍以上，我国膳食中的钠80%来自烹饪时的调味品和含盐高的腌制品，包括食盐、酱油、味精、咸菜、咸鱼、咸肉、酱菜、卤菜等。

避免高盐摄入的措施包括：①每餐放盐不超过2克，每天摄入盐不超过5克（普通啤酒瓶盖一平盖相当于5克）；②尽量避免进食高盐食物和调味品，如榨菜、咸菜、黄酱、腌菜、腌肉、辣酱等；③利用蔬菜本身的风味来调味，如将青椒、番茄、洋葱、香菇等和味道清淡的食物一起烹煮；④利用醋、柠檬汁、番茄汁等各种酸味调味汁来添加食物味道；⑤早饭尽量不吃咸菜或豆腐乳，一块4厘米见方的腐乳含盐量5克；⑥采用富钾低钠盐代替普通食盐，但对于伴有肾功能不全的糖尿病患者应慎用，以防血钾升高。

钾，可以对抗钠升高血压的作用，对血管的损伤有保护作用。建议每天钾摄入量3.5~4.7克，推荐摄入的钾钠比值为2:1，至少1.5:1。钾的主要食物来源为新鲜的蔬菜、水果。糖尿病合并高血压患者可多选择含钾高的食物，如龙须菜、豌豆苗、莴笋、芹菜、丝瓜、茄子等。目前市面上有低钠盐，是以加碘食盐为基础，添加一定量的氯化钾（含量约30%），此低钠盐最适合中老年人和患有高血压患者长期食用。

钙，可以缓解血管平滑肌收缩，增加尿钠的排泄，有利于降低血压，建议每天摄入800~1000毫克。可选择含钙高的食物，如牛奶、鱼、虾、黄豆及其制品、韭菜、芹菜、蒜苗等。

(2) 能量摄入与消耗平衡,维持理想体重:糖尿病合并高血压患者能量摄入可依据理想体重,按 25~30 千卡 / 千克计算每天总能量,再根据年龄、性别、活动量等进行调整。理想体重(千克)= 身高(厘米)-105。对已存在超重和肥胖的患者,应控制饮食,合理减肥。适当降低体重,减少体内脂肪含量,特别是腹部脂肪,可有效降低血压。肥胖患者根据理想体重,按 20~25 千卡 / 千克计算总能量。减重的速度因人而异,通常以每周减重 0.5~1 千克为宜。减重的目标是 3~6 个月减轻体重的 5%~10%。对于消瘦的患者应通过合理的营养计划达到并长期维持理想体重。

(3) 减少膳食脂肪,补充适量优质蛋白:饱和脂肪酸、反式脂肪酸、胆固醇与血压呈正相关,应限制脂肪的摄入量,每天供给总量 40~50 克为宜。饱和脂肪酸主要存在于肥肉和动物内脏中,其每天供给量应 <16 克,一两五花肉的饱和脂肪酸含量约 9 克。胆固醇每天摄入应 <300 毫克。高胆固醇的食物主要有动物内脏、蟹黄、鱼子、鱿鱼、蛋黄等,一两猪肝的胆固醇含量约 144 毫克。不饱和脂肪酸高温或反复加热后会形成反式脂肪酸,主要来源为人造奶油食品,包括各类西式糕点、巧克力派、咖啡伴侣、速食食品,因其易导致动脉血管硬化,严重危害健康,应避免食用。

适量补充蛋白质:蛋白质摄入不足,影响血管细胞的代谢,血管老化就会加剧,加速高血压和动脉硬化的形成。大豆蛋白富含精氨酸,它是血管抑制剂 NO 的前体,具有降低血压的作用。

(4) 戒烟限酒:吸烟有害健康,烟草中含 2 000 多种有害物质,会引起交感神经兴奋、氧化应激、损害血管内膜,致血管收缩、血管壁增厚、动脉硬化,不仅使血压升高,还增加肿瘤、糖尿病、糖尿病大血管病变、糖尿病微血管病变、过早死亡的风险。吸烟的高血压患者,降压药的疗效降低,常需加大用药剂量,长期吸烟的糖尿病合并高血压患者,远期预后差。而戒烟有助于改善代谢指标、降低血压和白蛋白尿,可以明显降低心血管病的风险。

大量饮酒刺激交感神经兴奋,心跳加快,血压升高,血压波动性增大。长期过量饮酒是高血压、心血管病、肾衰竭、2 型糖尿病发生的危险因素,饮酒还可以对抗降压药的作用使血压不易控制。重度饮酒者脑卒中死亡率比不经常饮酒者高 3 倍。不推荐糖尿病患者饮酒,如果饮酒,建议少量,男性饮酒的酒精量不超过 25 克。即每天白酒 <1 两、葡萄酒 <2 两、啤酒 <5 两。女性饮酒应减半(不超过 15 克),孕妇不饮酒。每周饮酒不超过 2 次。应警惕酒精可能诱发的低血糖,避免空腹饮酒。

(5) 适量运动：运动在 2 型糖尿病合并高血压患者的综合管理中占重要地位。规律运动有助于控制血糖，减轻体重，提升幸福感，而且对糖尿病高危人群一级预防效果显著。流行病学研究结果显示：规律运动 8 周以上可将 2 型糖尿病患者 HbA1c 降低 0.66%；坚持规律运动 12~14 年的糖尿病患者病死率显著降低。

有氧运动是糖尿病合并高血压患者最基本的健身方式，常见运动形式有快走（每分钟 120 步左右）、慢跑、广场舞等。中、低强度运动较高强度运动在降血压方面更有效、更安全。建议每周至少进行 3~5 次、每次 30 分钟以上的中、低强度的有氧运动。适当增加生活中的体力活动有助于血压控制，可以适当做些家务、步行购物等活动，减少静坐时间。使每天的步行总数达到或接近 10 000 步。

空腹血糖 >16.7 毫摩尔／升、反复低血糖或血糖波动较大、有酮症酸中毒等急性代谢并发症、合并急性感染、增殖性视网膜病变、严重肾病、严重心脑血管疾病（不稳定型心绞痛、严重心律失常、短暂性脑缺血发作）等情况下禁忌运动，病情控制稳定后方可逐步恢复运动。

(6) 减轻精神压力，保持心理平衡：由于社会高速发展、工作节奏增快、竞争压力加剧、人际关系紧张，使社会群体普遍压力加大。长期过度的心理反应会明显增加心血管风险。精神紧张、情绪变化可引起大脑皮质兴奋抑制平衡失调，交感神经活动增强，血管收缩，从而使血压升高。精神压力增加的主要原因包括过度的工作、生活压力以及病态的心理。生活中要学会释放压力，避免情绪剧烈波动。避免负性情绪，保持乐观和积极向上的态度。正确对待自己和他人，大度为怀。有困难主动寻求帮助，不要自闭，增强心理承受能力，必要时可以进行心理咨询减轻精神压力。心理健康是糖尿病合并高血压管理中的一部分，改善糖尿病患者的抑郁、焦虑情绪，帮助患者尽早摆脱不良心理、恢复自信，不但有助于提高患者的生活质量，也有助于糖尿病、高血压的控制。

5. 糖尿病合并高血压患者一日食谱举例

见附录二。

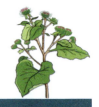

（二）糖尿病合并血脂异常如何进行膳食营养管理

随着生活方式和饮食结构的改变,近年来糖尿病患者明显增多,且糖尿病患者常伴有脂质代谢异常。根据调查,我国2型糖尿病患者伴血脂异常的比率高达约70%,在老年患者中比例甚至更高。已有研究证实糖尿病患者易出现高密度脂蛋白不足、甘油三酯上升、低密度脂蛋白增加等血脂异常问题,此情况是非糖尿病患者的2~3倍。而高血脂和心脑血管疾病具有特别密切的联系,高血脂是导致心脑血管动脉粥样硬化的重要因素。有资料报道,合并高脂血症的糖尿病患者,其发生冠心病的概率是无高脂血症糖尿病患者的3倍。糖尿病合并高血脂更容易导致脑卒中、冠心病、肢体坏死、眼底病变、肾脏病变、神经病变等,这些糖尿病的远期并发症也是导致糖尿病患者残疾或过早死亡的主要原因。所以,通过科学合理的方式防治高血脂对控制糖尿病合并血脂异常患者的并发症具有重要意义。

1. 什么是血脂异常

血浆中的脂类包括胆固醇(TC)、甘油三酯(TG)、类脂(磷脂和游离脂肪酸)等。高血脂是指机体血浆中胆固醇或/和甘油三酯水平升高。可表现为高胆固醇血症、高甘油三酯血症,或者两者兼有(混合型高脂血症)。由于脂质难溶于水,必须与血浆中的蛋白质结合形成大分子的蛋白质后,才能在血液中被运输,进入组织进行代谢。脂蛋白作为运输胆固醇、甘油三酯的载体,主要包括乳糜微粒(CM)、极低密度脂蛋白(VLDL)、中间密度脂蛋白(IDL)、低密度脂蛋白(LDL)和高密度脂蛋白(HDL)四种,其中LDL俗称"坏胆固醇",它越高对人体危害越大,也是作为心血管疾病的独立危险因素;HDL俗称"好胆固醇",它的主要作用是将胆固醇从外周组织运送到肝脏进行分解,从而降低血中胆固醇水平。其具体诊断标准见表5-3。

表5-3 血脂异常的诊断及分层标准

单位：毫摩尔·升$^{-1}$

分层	TC	LDL-C	TG	HDL-C
合适水平	<5.2	<3.4	<1.7	
边缘升高	5.2~6.2	3.4~4.1	1.7~2.3	
升高	≥6.2	≥4.1	≥2.3	
降低				<1.0

注：来自中国成人血脂异常防治指南（2016年修订版）。

2. 哪些因素容易诱发血脂异常以及危害

血脂异常是一类较常见的疾病，其发病原因除了人类自身遗传基因缺陷外，主要与饮食因素有关，如长期的高能量、高脂和高糖饮食、过度饮酒等，肥胖、年龄、性别等也是重要因素。血脂水平常随年龄增加而上升，中青年女性低于男性，女性绝经后血脂水平较同年龄男性高。近30年来，中国人群的血脂水平逐步升高，血脂异常患病率明显增加。2012年全国调查结果显示，中国成人血脂异常总体患病率高达40.4%，较2002年呈大幅度上升。人群血清胆固醇水平的升高将导致2010—2030年期间我国心血管病事件约增加920万。我国儿童青少年高胆固醇血症患病率也有明显升高，预示将来中国成人血脂异常患病及相关疾病负担将继续加重。

血脂异常的主要危害是增加动脉粥样硬化性心血管疾病的发病危险。由于血浆中脂蛋白水平升高，血液黏稠度增加，血流速度缓慢，血氧饱和度降低，临床表现为倦怠、易困，肢体末端麻木、感觉障碍，记忆力减退，反应迟钝等不良症状；同时导致血管动脉硬化或原有动脉硬化加重，进一步发展为血管阻塞并出现相应器官功能障碍，如冠心病、脑出血、脑梗死等心脑血管疾病；此外，长期高血脂容易引起脂肪肝导致肝脏功能严重损害，甚至逐渐发展为肝硬化；长期严重高甘油三酯（>10毫摩尔/升）血症还会诱发急性胰腺炎。

3. 血脂异常与糖尿病有什么关系

糖尿病患者由于胰岛素的生物调节作用发生障碍，常伴有脂质代谢的紊乱,出现脂质代谢异常。糖尿病患者血脂的变化主要表现在:TG 水平升高;HDL 水平降低;TC 水平升高(LDL-C 水平升高)。这些变化是引起糖尿病患者容易发生动脉粥样硬化(血管病变)的主要原因。因此,糖尿病也被列为冠心病的高危因素之一,中国糖尿病防治指南中,将糖尿病患者的 LDL-C 的理想水平定为 <2.6 毫摩尔/升,保持 HDL-C 目标值在 1.0 毫摩尔/升以上,较单纯高脂血症的治疗标准更为严格。同时,体内在高血脂状态下,会加重胰岛素抵抗和胰岛素分泌异常,进一步促进糖尿病的发生与发展。因此,积极控制血脂异常对防治糖尿病尤为重要。

4. 糖尿病合并血脂异常如何科学合理饮食

(1)为什么要进行膳食营养管理:血脂异常明显受饮食和生活方式影响,控制饮食和改善生活方式是治疗血脂异常的基础措施,而生活方式干预的核心就是科学的膳食营养管理。科学合理的膳食营养是以平衡膳食为基础,通过合理选择食物的种类和量,为患者提供合理的营养保障,从而达到维持适宜血糖水平,缓解血脂异常,预防并发症发生与发展的目的。

(2)膳食营养管理要点有哪些

1)控制总能量摄入:摄入过高的能量会导致体重和体内的脂肪含量增加,对控制血脂不利,因此总能量摄入应以体重为基础,限制进食量,即通俗说的"吃饭七八分饱",不宜暴饮暴食,同时适当增加运动量,坚持每天 30 分钟以上的中等强度运动量,每周 5~7 天,将体重控制在理想范围内。

2)避免脂肪和胆固醇摄入过多:不同种类脂肪对血脂的影响效果有利有害,因此,我们在选择供给脂肪来源的食物时不仅要注意食物中脂肪的量,还需注意脂肪的质(即脂肪中所含脂肪酸的种类)。其中,陆地动物脂肪含饱和脂肪酸较多,对血脂影响较大,应少食为好;海鱼含丰富的二十碳五烯酸(EPA)和二十二碳六烯酸(DHA);植物油含不饱和脂肪酸较多,但椰子油、棕榈油例外,一般膳食以饱和脂肪酸、单不饱和脂肪酸和多不饱和脂肪酸比例约为 1:1:1 为宜。多不饱和脂肪酸虽有降低血脂的作用,但其不饱和键易氧化而产生过氧化物,对健康不利,故也不宜过量摄入,但可适当增加维生素 E 的摄入量,以防止不饱和脂肪酸的过氧化,维生素 E 主要来源于植物油和坚果类食物。

胆固醇摄入量应 <300 毫克/天;高胆固醇血症患者,胆固醇摄入量

五、管理混合因素——糖尿病合并症的营养管理

<200毫克/天,膳食脂肪也应降低,少于总能量的20%,饱和脂肪酸低于总能量的7%。

一般宜少吃脂肪含量高的猪肉,可适当吃些鸡、兔、牛、羊等瘦肉,多吃脂肪含量低的海鱼类。烹调选择植物油,如大豆油、花生油、玉米油等。动物内脏、脑花和蛋黄的胆固醇含量高,尽量少吃。而大豆含磷脂与不饱和脂肪酸多,故豆制品是较好的保健食品。

(3)蛋白质类食物选择:蛋白质主要来源于动物性食物和植物性食物中的豆类及制品,日常生活中我们应多选择饱和脂肪酸含量较低的食物,如猪瘦肉、脱脂或低脂牛奶、深海鱼类、豆类及制品等,其中豆类和深海鱼类由于富含多不饱和脂肪酸,有较好的降血脂作用,日常可多食用。建议每天摄入鸡蛋1个(去黄)、低脂或脱脂牛奶250毫升,瘦肉或鱼虾类100~150克,豆类及其制品25~50克。

(4)主食类食物选择:我国居民的主食主要有粮谷类、薯类、面粉类以及杂粮类等,主食类食物是碳水化合物(俗称的糖类)的主要来源,也是供给人体能量的主要组成部分。高血脂患者应适当限制主食的量,摄入过量会导致体重增加,同时也会在体内转化为脂肪储存起来,加重病情。尤其是单糖和精制糖类食物,如糖果类、糕点类等,此类食物也容易升高血糖。选择主食时应注意适当增加富含膳食纤维的粗杂粮类食物,粗杂粮主要包括谷物类(玉米、小米、红米、黑米、紫米、高粱、大麦、燕麦、荞麦等)、杂豆类(黄豆、绿豆、红豆、黑豆、蚕豆、豌豆等),以及块茎类(红薯、山药、马铃薯等)。膳食纤维在消化道内具有减少脂肪吸收和吸附脂类形成大便排出体外的作用,从而达到降低血脂的目的。每天主食建议摄入150~200克,粗杂粮类50~100克。

(5)合理选择蔬菜水果:蔬菜水果提供的主要营养物质是维生素、矿物质和膳食纤维。摄入足够多的蔬菜水果有助于保证微量营养素的供给,所以要求增加蔬菜的进食量,每天摄入达到400~500克,以当季新鲜蔬菜为主,多选深色蔬菜,如油菜、莴笋、花菜、白菜、生菜、西蓝花、萝卜、黄瓜、番茄等。水果因含糖分较多,容易升高血糖,因此水果的摄入需根据血糖水平而定,若血糖较高则禁食水果,以番茄或黄瓜代替;若血糖控制在理想正常范围内可适当摄入含糖量偏低的水果,如梨、西瓜、柚子、樱桃、李子等,每天摄入100克左右,注意放在两餐之间加餐食用。此外,植物性食物中的谷固醇和膳食纤维可以减少机体对胆固醇的吸收,降低胆固醇水平,高脂血症患者宜适当增加植物性食物的摄入量。

(6) 戒酒、多喝茶：国内已有的调查研究表明长期过量饮酒（酒精 >30 克/天，相当于 50 度的白酒 60 毫升，啤酒 900 毫升，葡萄酒 300 毫升）会促进糖尿病、高血脂、高血压的发生与发展，不利于疾病的控制，但同时也发现少量饮酒（酒精 <10 克/天）不具有降低血脂的作用，但也未见血脂明显升高。此外，2018 年 5 月著名的世界顶尖医学杂志《柳叶刀》发表的一篇关于全球 19 个高收入国家近 60 万人的饮酒与健康的论文显示，饮酒会增加心脑血管疾病和癌症的发生率，对健康严重不利。因此，建议戒酒，尤其是糖尿病伴高血脂患者更不宜饮酒。饮茶则是较为健康的饮食习惯，茶叶中含有茶多酚等特殊营养成分，具有降低胆固醇在动脉壁的沉积、抑制血小板凝集、促进纤维溶酶活性、抗血栓形成的作用，故建议多饮茶。

5. 糖尿病合并血脂异常的饮食宜忌

(1) 日常宜多食用的食物有哪些

1) 富含膳食纤维的食物，包括：蔬菜类，如芹菜、韭菜、油菜、竹笋、莴笋、白菜、魔芋、萝卜等；粗粮类，如玉米、燕麦、荞麦、高粱、红薯、糙米、小米、红米、黑米、紫米、薏仁等。

2) 富含多不饱和脂肪酸的深海鱼类，如黄花鱼、带鱼、鱿鱼、金枪鱼、鲱鱼、鲭鱼、鲑鱼、偏口鱼、鳕鱼、鲳鱼、鲈鱼、鳗鱼、马哈鱼、多宝鱼、沙丁鱼、三文鱼等。

3) 乳及乳制品（以脱脂类最宜，如脱脂牛奶、低脂牛奶、羊奶等），但不宜选择酸奶，因酸奶含糖，会引起血糖升高。

4) 豆类及豆制品，主要有黄豆、绿豆、红豆、黑豆、蚕豆、豌豆、豆腐、豆浆、豆干、豆皮、腐竹等。

5) 食用油宜选用富含不饱和脂肪酸的植物油，如大豆油、芝麻油、橄榄油、菜籽油、葵花子油、花生油、玉米油、玉米胚芽油、核桃油、红花油等。

6) 若单独补充深海鱼油，应同时加服维生素 E，以防止脂质过氧化。维生素 E 属于脂溶性维生素，一般植物油和坚果类含维生素 E 比较丰富，除上述第 5) 条中的植物油外，大豆、花生、核桃、瓜子等含量较高，蔬菜水果含维生素 E 相对较少。

7) 茶叶，尤其是绿茶，具有明显的降血脂作用，可常食用。

(2) 日常应忌(少)用的食物有哪些

1) 富含饱和脂肪酸与反式脂肪酸的食物,如肥肉、猪油、牛油、羊油、浓油汤、禽类皮下脂肪(如鸡、鸭、鹅等)、油炸类食物(油条、薯条、油饼、油炸鸡腿、酥肉等)以及奶油、黄油、沙拉酱、巧克力、饼干、糕点、蛋糕等。

2) 胆固醇含量偏高的食物,如动物内脏(猪脑、牛脑、猪肝、鹅肝、猪肾等)、各类蛋黄、小虾米、虾皮、对虾、乌贼等。

6. 高胆固醇血症能不能吃鸡蛋

鸡蛋作为中国居民常用食物之一,因蛋黄中胆固醇含量较高,绝大多数高胆固醇血症患者都对其敬而远之,认为绝对不可食用。其实,鸡蛋是一种各类营养成分齐全,营养价值极高且经济便宜的食物。对于高胆固醇血症患者可以食用,但不宜摄入过多,建议每周摄入 3~4 个或者去黄食用。首先,鸡蛋是优质蛋白来源,其蛋白质含量为 13% 左右,其蛋白质组成优于其他动物性食物,在所有食物中生物价最高;碳水化合物含量较低,约 1.5% 左右;维生素含量丰富,种类齐全,包括所有的 B 族维生素、维生素 A、维生素 D、维生素 E、维生素 K 和微量的维生素 C;矿物质含量为 1.0%~1.5%,其中以磷、钙、铁、锌、硒含量较高;脂肪含量为 10%~15%,脂肪组成以单不饱和脂肪酸(油酸)为主,磷脂含量也较高,胆固醇含量也较高,其中脂肪、维生素、矿物质主要集中于蛋黄中。其次,人体内的胆固醇主要有两个来源:一是内源性的,主要是由肝脏利用乙酰辅酶 A 及其前体合成,人体内每天合成的胆固醇约 1~1.2 克,是人体内胆固醇的主要来源;二是外源性的,即人体通过食物摄入胆固醇。经膳食摄入的胆固醇仅占体内合成胆固醇的 1/7~1/3。膳食胆固醇的吸收及其对血脂的影响因遗传和代谢状态而存在差异。部分人胆固醇摄入量高时还反馈抑制自身胆固醇合成。近年研究还表明,脂肪酸的性质对胆固醇合成速率和血中脂质水平的影响更明显,尤其是饱和脂肪酸。2011 年关于胆固醇与冠心病关系的研究结果显示,即使胆固醇摄入量达到 768 毫克/天,也未发现胆固醇摄入量与冠心病发病和死亡风险有关。2013 年,中国营养学会在新版 DRIs 的建议中,去掉了对膳食胆固醇的上限值(2000 年版胆固醇上限值是 300 毫克/天)。但这并不意味着胆固醇的摄入可以毫无节制,血液中胆固醇与心血管疾病关系是明确的。因此,对于具有慢性病或血脂偏高的成年人,尤其是属于遗传性血脂异常代谢患者,仍需注意限制,不宜摄入过多,建议每周 3 个左右完整鸡蛋或每天 1 个去黄食用；对于健康成年人而言可每天摄入 1 个鸡蛋。

7. 糖尿病合并血脂异常的食谱举例

见附录二。

8. 各类常见食物中的胆固醇和脂肪含量

见附表 3-15、附表 3-16。

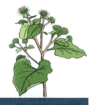

（三）糖尿病合并痛风如何进行膳食营养管理

痛风是最常见的炎性关节病变之一，在过去几十年内痛风发病率不断上升，目前我国痛风的患病率在 1%~3%。随着人们生活方式的改变和人口老龄化加速，痛风的经济负担和社会负担将持续上升。痛风的发生、发展与糖尿病的许多危险因素如高血压、高血脂、肥胖等密切相关。其中高尿酸血症作为痛风发病的最重要危险因素，也是 2 型糖尿病发病的独立危险因素，血尿酸水平每升高 60 微摩尔/升，2 型糖尿病的发病风险将增加 17%，痛风本身也是 2 型糖尿病的危险因素，其患者发生 2 型糖尿病的风险比正常人群高约 50%。美国一项研究显示尿酸每升高 59 微摩尔/升，糖尿病的死亡风险随之增加 41%。因此，科学有效地防治痛风，对降低糖尿病的发病率也具有重要作用。

1. 什么是痛风以及对人体有哪些危害

痛风是一种单钠尿酸盐沉积所致的晶体相关性关节病，与嘌呤代谢紊乱

五、管理混合因素——糖尿病合并症的营养管理

和／或尿酸排泄减少所致的高尿酸血症直接相关，属代谢性风湿病范畴。临床表现为血清尿酸升高、特征性急性关节炎反复发作、痛风石及关节畸形、尿酸性肾结石、痛风性肾病，常伴发高脂血症、高血压病、糖尿病、动脉硬化及冠心病等。

不同国家的痛风患病率不同，美国国民健康与营养调查数据显示，美国痛风患病率从1988年的2.64%上升至2010年的3.76%。一项基于120万英国人的健康档案大数据显示，2012年英国痛风患病率约为2.97%。我国缺乏全国范围痛风流行病学调查资料，但根据不同时间、不同地区报告的痛风患病情况，目前我国高尿酸血症的患病率为5.0%~23.4%，痛风的患病率在1%~3%，并呈逐年上升趋势。

2. 痛风的诊断标准是什么

关于痛风诊断，目前最新标准是2015年美国风湿病学会（ACR）和欧洲抗风湿联盟（EULAR）共同制定的痛风分类标准，见表5-4：

表5-4　2015年ACR/EULAR痛风分类标准

步骤	内容
第一步：适用标准（符合准入标准方可应用本标准）	曾经至少一次发作时出现外周关节或滑液囊肿胀、疼痛或压痛
第二步：确定标准（金标准，直接确诊，不必进入分类标准）	有症状的关节或关节囊中检查出尿酸盐结晶，或存在痛风石者
第三步：分类标准（如果不符合确诊标准，适用下述分类标准）	≥8分即可诊断为痛风

临床表现	评分
受累的症状关节或滑膜囊分布	
踝关节或足中部（单关节或寡关节的一部分发作而没有累及第一跖趾关节）	1分
第一跖趾关节受累（单关节或寡关节发作的一部分）	2分
发作时关节症状特点：①受累关节皮肤发红（主诉或查体）；②受累关节触痛或压痛；③受累关节导致行走困难或活动功能障碍	
符合上述1项特点	1分
符合上述2项特点	2分
符合上述3项特点	3分

续表

临床表现	评分
关节痛发作的时间特点(符合下列3条中2条,无论是否进行抗感染治疗):①疼痛达峰时间<24小时;②症状缓解(关节痛)<14小时;③2次发作的间歇期疼痛完全缓解	
有1次典型发作	1分
有2次及以上典型发作	2分
有痛风石的临床证据:皮下灰白色结节,血供丰富,皮肤破溃后可向外排出粉笔屑样尿酸盐结晶,典型部位:关节、耳廓、鹰嘴囊、指腹、肌腱(如跟腱)	
无痛风石	0分
有痛风石	4分
实验室检查:血清尿酸水平,在患者发作4周后,还未进行降尿酸治疗时进行检测;若条件允许,可重复检测;取检测的最高值进行评分	
<4毫克/分升(<240微摩尔/升)	-4分
4~<6毫克/分升(240~<360微摩尔/升)	0分
6~<8毫克/分升(360~<480微摩尔/升)	2分
8~<10毫克/分升(480~<600微摩尔/升)	3分
≥10毫克/分升(≥600微摩尔/升)	4分
关节液分析:对发作关节或滑囊的滑液进行分析	
未做	0分
尿酸盐阴性	-2分
影像学特征	
存在(曾经)有症状的关节滑囊尿酸盐沉积的影像学证据:关节超声"双轨征";双能CT有尿酸盐沉积(任一方式)	4分
痛风关节损害的影像学证据:X线显示手和/或足至少1处骨侵蚀	4分

注:来自2016年中国痛风诊疗指南。

3. 痛风与高尿酸血症究竟是什么关系

尿酸是嘌呤代谢的最终产物,人体内尿酸有两个来源:①外源性:约占体内总尿酸的 20%,从富含嘌呤或核蛋白食物而来;②内源性:约占体内总尿酸的 80%,由体内核苷酸或核蛋白不断分解更新而来,更新途径是核蛋白-核酸-嘌呤-尿酸。

血尿酸水平:男性>416μmol/L (70mg/L)

在高尿酸血症的发生中,内源性代谢紊乱较外源性因素更重要。正常人体内尿酸总量约为 1 200 毫克,每天产生 750 毫克,其中 70%~75% 的尿酸由肾脏尿中排出,20%~25% 的尿酸从肠道粪便排出,2% 左右的尿酸在自身细胞内分解,尿酸的血中水平决定于尿酸生成和排出之间的平衡。正常成人尿酸水平见表 5-5。

表 5-5 正常成人尿酸水平

性别	血尿酸正常水平/(微摩尔·升$^{-1}$)
男	150~416
女	100~357

痛风的直接原因是高尿酸血症,嘌呤合成代谢增高或尿酸排泄减少是体内血尿酸值增高的重要机制。在原发性高尿酸血症和痛风患者中 90% 是由于尿酸排泄减少,尿酸生成增多所致者仅占 10%。高尿酸血症患者中只有 10%~20% 发生痛风,因此,高嘌呤膳食并非痛风的原发因素,但高嘌呤膳食可使血尿酸水平升高在体内处于过度过饱和状态而引发痛风。

4. 糖尿病合并痛风如何科学合理饮食

(1)为什么要对糖尿病合并痛风患者进行膳食营养管理:2016 年,中国痛风诊疗指南关于痛风防治建议中强调生活方式改变是治疗高尿酸血症和痛风的核心,包括健康饮食、戒烟、坚持运动和控制体重。因此采用合理膳食结构,避免高嘌呤食物,保持理想体重,养成良好的生活方式对于预防和治疗痛风及其相关慢性疾病都具有重要意义。合理膳食营养管理目的在于尽快终止急性症状,预防急性关节炎的复发,积极控制外源性嘌呤的摄入,减少尿酸的来源和生成,促进尿酸从体内排泄,降低血尿酸浓度,减少尿酸盐沉积,防止并发症的产生。

(2) 合理膳食营养主要包括哪些内容

1) 糖尿病合并痛风患者为什么要保持理想体重:多数痛风患者存在体重超重或肥胖问题,而减体重可明显降低血尿酸水平,故痛风患者应通过减重保持理想体重或略低于理想体重10%左右。患者减体重应循序渐进,切忌过猛。过于严格的减体重饮食常导致体内大量脂肪代谢中间产物堆积而导致酮血症,血液中的酮体能竞争性抑制尿酸的排出,结果血尿酸排出减少,促进急性痛风发作。

2) 如何合理选择我们的主食:碳水化合物作为能量的主要来源,可防止组织分解及产生酮体,并有增加尿酸盐排泄的倾向。在总能量限制的前提下,碳水化合物一般占总能量的50%~60%,碳水化合物主要来源于我们的主食,如谷薯类、面粉类、杂粮类等。在患有糖尿病的基础上,尽量选择粗加工或增加杂粮类食物摄入,如糙米、大米、红薯、玉米、高粱等,每天主食摄入量约150~250克,其中杂粮50~100克;少选择精制面食,尤其是禁食各类纯糖类食物,而且果糖会加速三磷酸腺苷(ATP)的分解,促进尿酸的生成,就更应忌食果糖。其中蜂蜜含果糖较高,不宜食用。

3) 为什么要限制脂肪的摄入量:脂肪主要来源于烹调用油,以及动物性食物和植物种子、果实类,如各类坚果、肥肉、禽类皮下脂肪等,每天烹调用油摄入量约20~25克,且应选择植物油。其中建议每天总脂肪的摄入占总能量的25%,不超过30%,饱和、单不饱和、多不饱和脂肪酸比例约为1:1:1。限制脂肪尤其是饱和脂肪酸(主要来源于畜禽类动物性食物,如猪、牛、羊、鸡、鸭等,鱼类脂肪主要以多不饱和脂肪酸为主)的摄入,一方面有助于控制体重;另一方面也可以减轻因脂肪分解产生的酮体对肾脏排泄尿酸的抑制作用。痛风伴有类风湿性关节炎者,应适量增加富含具有抗炎作用n-3多不饱和脂肪酸的食物摄入,如深海鱼油、芝麻油、花生油、大豆油、玉米油、胚芽油、葵花子油等,有助于减轻炎症,防止痛风急性发作。

4) 为什么要限制蛋白质的摄入量:蛋白质摄入量应较单纯患有糖尿病的

五、管理混合因素——糖尿病合并症的营养管理

患者偏低,建议为理想体重 0.8~1.0 克／千克。蛋白质主要来源于动物性食物和植物性食物中的豆类及其制品。但豆类和海鲜含有较高的嘌呤,应禁食或严格限制使用。动物性食物中可选用不含或／和少含核蛋白的乳类、鸡蛋,有助于控制嘌呤的摄入量,可以作为蛋白质重要来源,增加食用频率。健康研究显示摄取牛奶蛋白有降低血清尿酸的作用。此外,特别强调减少高嘌呤食物如肉类、海鲜类、动物内脏的摄入,应尽量不用或少用。由于 50% 的嘌呤可溶于汤中,各类肉汤嘌呤含量很高,也不宜食用,如一定用肉类,可将瘦肉、禽肉等少量经煮沸弃汤后食用,可减少嘌呤摄入量,每天可摄入的鸡蛋 1~2 个、牛奶 250~500 毫升、瘦肉类 50~100 克。

5) 为什么要多摄入呈碱性食物:根据食物燃烧后所得灰分的化学性质可分为酸性食物和碱性食物,呈碱性食物是指灰分中含较多钾、钠、钙、镁,溶于水后因碱性离子占优而呈碱性,主要包括蔬菜、水果类等植物性食物;呈酸性食物是指灰分中含较多的磷、硫、氯元素,则呈酸性,主要包括鸡、鸭、禽肉、畜肉、鱼类等动物性食物,此种分类主要用于区分食物的化学组成。食物进入人体后,会经过消化吸收和复杂的代谢过程,形成的代谢产物有酸性、碱性,还有呈中性。尽管人体代谢过程中不断产生酸性和碱性代谢产物,但正常人体具有完整的缓冲系统和调节系统,具有自我调节酸碱平衡能力,血液的酸碱度是各种代谢产物综合平衡的结果,靠食物的酸碱性是不会改变人体的酸碱平衡。健康正常的人群选择食物时应以《中国居民膳食指南(2016)》强调的食物多样和平衡膳食为原则,不需要特别注意所谓"酸性"还是"碱性"。

但在特殊疾病状况下,科学正确地选择食物,尤其是针对糖尿病、肥胖、高血压、高血脂、痛风等慢性代谢性疾病,更有利于预防和延缓疾病的发生与发展。糖尿病伴痛风的患者在选择食物时,宜多摄入碱性食物,其主要原因可能是碱性食物中的蔬菜、水果可在体内氧化生成碱性化合物,并可降低血液和尿液的酸度,可使尿液碱性化,从而提高尿酸盐溶解。此外,蔬菜和水果中的 B 族维生素和维生素 C,可促进组织中尿酸盐的溶解,应鼓励患者多摄入。每天摄入蔬菜 500 克以上,水果的摄入量宜视血糖水平而定,若血糖较高则禁食水果,若血糖控制理想可适当摄入含糖量偏低的水果,如梨、西瓜、柚子、樱桃、李子等,每天摄入 100 克左右。其中西瓜和冬瓜不但属于碱性食物,而且有利尿作用,对痛风治疗有利。

樱桃近几年研究较热门,2011 年美国波士顿大学张玉清教授对 633

名痛风患者进行为期1年的观察研究,发现每2天吃3份新鲜樱桃(1份为50~60克)患者与不吃樱桃的相比,痛风发作危险性降低35%,其作用原理可能是樱桃中含有的特殊植物化合物花青素具有抗炎镇痛的功效,因此痛风患者可以多吃樱桃,但仍需注意血糖水平。而蔬菜中菠菜、蘑菇、芦笋含嘌呤相对较多,痛风患者在日常生活中应减少其食用频率。

6) 为什么要多饮水:液体的摄入量充足有利于尿酸的排出,预防尿酸肾结石。痛风患者液体摄入量应维持在2 000~3 000毫升/天。多选用白开水、淡茶水、矿泉水、新鲜果汁,并服用碳酸氢钠碱化尿液。特别指出要避免含糖的软饮料如可乐、汽水,而浓茶、可可等饮料虽不使尿酸产生增加,也不在痛风石里沉积,但可能会引起痛风发作,故应尽量避免食用。

7) 痛风患者必须戒酒吗:国内外研究结果表明,酒精是诱发高尿酸和痛风的高危因素。国外已有研究显示,酒精摄入量与痛风发病风险呈剂量-效应关系,当酒精摄入量≥50克/天时,其痛风发病风险比不饮酒者高153%。每天饮啤酒373克者比不饮啤酒者的痛风发病风险高49%;饮用烈酒将增加15%的痛风发病风险。且任何类型的酒(包括红酒)均与痛风急性发作风险增高相关。我国的研究也发现经常饮酒者比偶尔饮酒者发生痛风/高尿酸血症的风险高32%,偶尔饮酒者比几乎不饮酒者发生痛风/高尿酸血症的风险高32%。因此,痛风患者应戒酒。酒精不仅增加尿酸合成,而且使血乳酸浓度升高,抑制肾小管分泌尿酸,造成肾脏排泄尿酸减少。研究还发现,痛风与饮酒的相关性不仅与酒量有关,而且与酒的类型也有关,啤酒与痛风的相关性最强,烈酒次之。因为啤酒中含有大量嘌呤,主要是鸟嘌呤核苷,鸟嘌呤核苷比其他核苷、核苷酸或碱基更容易吸收。

(3) 如何避免掉入高嘌呤食物的陷阱:尽管高尿酸血症的发生主要是由于内源性嘌呤代谢紊乱所致,但高嘌呤饮食可使血尿酸浓度升高,造成急性痛风性关节炎的发作。正常人每天膳食嘌呤摄入量为600~1 000毫克。而急性痛风期,嘌呤每天摄入量应控制在150毫克以内,以免增加外源性嘌呤的摄入,宜选择低嘌呤食物,缓解期可适量增选含中等量嘌呤的食物。无论在急性期还是缓解期,均应避免选嘌呤含量高的食物。现根据嘌呤含量的高低将食物分三类,详见表5-6~表5-8。

五、管理混合因素——糖尿病合并症的营养管理

表 5-6 嘌呤含量高的食物（每 100 克食物嘌呤含量 150~1 000 毫克）

类别	品种
内脏	肝、肾、心、肠、胰等
水产类	凤尾鱼、沙丁鱼、带鱼、白鲳鱼、鲭鱼、鲱鱼、鲢鱼、小鱼干、牡蛎、蛤蜊、蟹黄、大比目鱼、鱼子
肉汤	各种肉、禽制的浓汤和清汤
其他	啤酒、白酒、酵母

表 5-7 嘌呤含量中等的食物（每 100 克食物嘌呤含量 50~150 毫克）

类别	品种
肉类	猪瘦肉、牛肉、羊肉、兔肉、鹿肉、火腿、牛舌
禽类	鸡、鸭、鹅、鸽、火鸡、斑鸡
水产类	鲤鱼、鳝鱼、鳕鱼、鲑鱼、鲈鱼、草鱼、黑鲳鱼、金枪鱼、小虾、龙虾、乌贼、蟹
豆类及制品	黄豆、黑豆、绿豆、赤豆、豌豆、青豆、扁豆、四季豆、豆腐、豆干等
谷类	米糠、麦麸、麦胚
蔬菜类	芦笋、菠菜、蘑菇、花菜

表 5-8 嘌呤含量低的食物（每 100 克食物嘌呤含量 <50 毫克）

类别	品种
谷类	大米、小米、大麦、小麦、荞麦、玉米、面条、麦片、红薯、马铃薯、芋头、面包、馒头、苏打饼干、蛋糕
蔬菜类	白菜、卷心菜、芥菜、芹菜、青菜、空心菜、芥蓝、茼蒿菜、苦瓜、冬瓜、南瓜、丝瓜、西葫芦、茄子、青椒、萝卜、胡萝卜、黄瓜、甘蓝、莴苣、刀豆、西红柿、洋葱、葱、姜、蒜
水果类	橙、橘、梨、苹果、桃、西瓜、香蕉、哈密瓜等
干果类	花生、核桃、杏仁、葡萄干、栗子、瓜子
乳类	牛奶、酸奶、奶粉、炼乳、奶酪
蛋类	鸡蛋、鸭蛋、鹌鹑蛋
其他	海参、海蜇皮、海藻、枸杞、木耳、红枣、糖、蜂蜜、盐、茶、咖啡、巧克力、可可等

5. 糖尿病合并痛风的生活习惯应该注意什么

（1）可以进行剧烈运动吗？

适量增加体育活动对痛风患者非常重要，可预防痛风的发作、减少脂肪、减轻胰岛素抵抗。运动的种类包括骑车、划船、跳交谊舞、快步走、游泳、跳健美操、打太极拳及打羽毛球等有氧运动。注意需避免与体力不相称的剧烈运动，因剧烈运动是无氧运动，可产生大量乳酸与尿酸竞争排泄，同时由于肌肉ATP的分解加速而导致尿酸生成增加，因此不宜剧烈运动。

（2）为什么要注意保暖？

在体温37℃时，血清尿酸的饱和浓度约420微摩尔／升，而四肢关节的温度一般是29~32℃，尿酸盐易沉淀下来。所以四肢保温可促进尿酸盐溶解，减轻关节损伤，因此痛风患者可采取每天热水浴。

（3）在饮食习惯应该注意些什么？

饮食一日三餐有规律，定时定量，少食多餐，忌暴饮暴食或随意漏餐。注意忌用辣椒、胡椒、芥末及生姜等调味品，以避免兴奋自主神经诱导痛风急性发作。

6. 糖尿病合并痛风的食谱举例

见附录二。

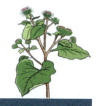

（四）糖尿病合并肿瘤如何进行膳食营养管理

近年来，糖尿病和恶性肿瘤作为全球快速增长的两种常见慢性疾病，严重威胁着人类生存和健康。流行病学研究表明：糖尿病与肿瘤的发生发展有着千丝万缕的关系，一方面糖尿病可增加多种肿瘤的发病风险，另一方面多种肿瘤可同时伴有糖尿病。目前认为，糖尿病和肿瘤可能存在共同的致病因素。糖尿病合并肿瘤患者不仅面临着手术、化疗和放射治疗等抗肿瘤治疗，并且治疗对机体的慢性消耗将导致营养不良，最终影响患者血糖的控制和稳定，容易出现预后更差、病死率更高等不良临床结局。

1. 糖尿病与哪些恶性肿瘤关系密切

美国临床内分泌医师协会和美国内分泌学会于2013年联合发表了《糖尿病与肿瘤的共识声明》：糖尿病尤其是2型糖尿病患者其胰腺癌、肝癌、乳腺癌、结直肠癌、子宫内膜癌、膀胱癌和胆囊癌的发病率明显高于健康正常人群，与非糖尿病患者相比，肝癌、胰腺癌、子宫内膜癌的发病风险增加2倍以上，乳腺癌、结直肠癌和膀胱癌的发病风险增加1.2~1.5倍。

2. 糖尿病与肿瘤相关的危险因素有哪些

（1）年龄：随着老龄化加剧，糖尿病和肿瘤的发病率均明显增加，我国60岁以上的老年人糖尿病患病率比20~30岁人群高10倍，恶性肿瘤的发病与糖尿病的病程也有一定的关系，有研究表明，20~30岁诊断为糖尿病者其恶性肿瘤发病率最高，有糖尿病的老年恶性肿瘤患者，死亡率更高，预后更差。糖尿病患者随着病程延长，会出现各种慢性并发症，细胞免疫功能逐渐下降，增加肿瘤的发病率。

（2）肥胖：大量流行病学研究结果显示，肥胖使得乳腺癌、结直肠癌、子宫内膜癌、食管癌等癌症的发生风险增加，其促癌的原因可能与肥胖引起人体内激素分泌紊乱和慢性炎症等有关。肥胖者的体内多种激素水平较高，例如瘦素、雌激素、胰岛素样生长因子等，对癌细胞的生长具有促进作用，瘦素可增强肿瘤转移能力，肥胖患者的脂肪代谢紊乱，导致胰岛素抵抗和高胰岛素血症，诱发2型糖尿病。

（3）不良的饮食习惯：喜欢吃高热量、油腻食物会导致人体能量过剩，时间久了会导致胰岛功能受损而出现糖尿病。咸菜、咸肉等食物中含有亚硝酸盐；发霉的米、面、花生等食物中含有黄曲霉毒素，熏烤的鱼、肉、香肠等食物中含有烟焦油等，这些物质都具有致癌作用。

（4）缺乏身体活动：缺乏体育锻炼以及久坐不动，不但会导致肥胖，还会引起身体各项功能的减退。规律的运动不仅可以增强机体免疫力，还可以增加胰岛素的敏感性，有助于降低糖尿病和高血压的发病风险，还能降低癌症的发病风险。

3. 肿瘤对糖尿病有哪些影响

（1）转移和破坏：恶性肿瘤晚期患者常有转移，如转移至肝脏会引起肝细胞损害，影响肝脏对葡萄糖的摄取和转化，使糖代谢发生紊乱，严重者引起糖尿病，如转移至胰腺可引起胰岛 B 细胞破坏，导致胰岛素分泌减少，诱发糖尿病。

（2）升糖激素分泌增多：血糖的调节受升糖激素和胰岛素动态平衡的影响，某些中枢神经系统和消化系统肿瘤，如肾上腺肿瘤、胰腺癌、肺癌等肿瘤细胞常伴有升糖激素分泌增多，引起血糖升高，从而导致继发性糖尿病。

（3）抗肿瘤治疗的影响：对合并糖尿病的肿瘤患者进行手术治疗，面临很多挑战，血糖波动会影响手术切口的愈合和麻醉的风险，消化道肿瘤术后的进食障碍，加重血糖的波动，增加不良临床结局。肿瘤患者的化疗对血糖的影响这一问题受到越来越多的关注，如化疗中常用到糖皮质激素会降低葡萄糖耐量以及胰岛素敏感性，从而增加糖尿病的发病率，使糖尿病患者血糖进一步升高或血糖大幅度波动。而其他一些常规的化疗药物，如环磷酰胺、顺铂等本身可以直接毒害胰岛 B 细胞，引起胰岛素分泌减少或者加重糖尿病。但由于糖尿病患者比非糖尿病患者不容易耐受化疗和放疗，导致糖尿病合并癌症患者的 5 年生存率仅为 30%。

4. 糖尿病患者如何应对肿瘤

糖尿病患者应加强肿瘤筛查以便早期发现、早期治疗，尤其是电子胃镜和肠镜检查，增加消化道肿瘤的早期诊断率。对肥胖的糖尿病女性患者，应定期进行乳腺 B 超、钼靶、妇科等常规检查。对于新发的老年糖尿病需慎重诊断，特别是无糖尿病家族史的患者，应注意排除胰腺癌继发的血糖升高，并加强血糖、血脂、体重的控制，改善胰岛素抵抗，改变不良生活习惯。在肿瘤的各种治疗方案中，关注对血糖水平的影响。

5. 糖尿病合并肿瘤患者如何进行营养管理

饮食治疗是综合治疗中非常重要的一项基本治疗措施，能量以及营养素的摄入对糖尿病合并肿瘤患者的病情控制以及代谢调节有较大的影响，我国发布的《恶性肿瘤患者膳食指导》（WS/T 559—2017）对在抗肿瘤治疗期和康复期的恶性肿瘤患者（尤指携瘤患者）膳食指导同样适用于糖尿病合并恶性肿瘤患者。

（1）膳食原则包括有哪些

1）合理膳食，适当运动。

2）保持适宜的相对稳定的体重。

3）食物的选择应多样化。

4）适当多摄入富含蛋白质的食物。

5）多吃蔬菜、水果和其他植物性食物。

6）多吃富含矿物质和维生素的食物。

7）限制精制糖的摄入。

8）抗肿瘤期和康复期膳食摄入不足，在经膳食指导仍不能满足需要量时，建议给予肠内、肠外营养支持治疗。

（2）能量和营养素推荐摄入量是多少：能量摄入以维持机体能量平衡，保持标准体重为宜，可参照糖尿病能量计算方法或按照20~25千卡/（千克体重·天）（非肥胖患者的实际体重）来估算卧床患者的能量，30~35千卡/（千克体重·天）（非肥胖患者的实际体重）来估算下床活动患者的能量，要判断能量摄入是否充足，可每周监测体重。糖尿病合并肿瘤患者碳水化合物供能推荐占总能量35%~50%。在胃肠功能允许的条件下，应增加全谷物食物、蔬菜和水果的摄入，限制添加糖的摄入。

蛋白质对恶性肿瘤患者功能康复非常重要，增加蛋白质摄入可增强患者肌肉蛋白质合成代谢。恶性肿瘤患者蛋白质摄入应在1.0克/（千克体重·天）以上，若体力活动下降且存在系统炎症状态，蛋白质可增至1.2~1.5克/（千克体重·天）。如存在急/慢性肾功能不全或出现糖尿病肾病时，蛋白质摄入不应超过1.0克/（千克体重·天），优质蛋白应占总蛋白量的50%以上。

脂肪供能应占全日总能量的35%~50%。恶性肿瘤患者可更多利用脂肪酸供能。n-3脂肪酸可降低炎症反应，减少免疫抑制。糖尿病合并恶性肿瘤患者可增加中链甘油三酯（MCT）供能比，减少碳水化合物的供能比，优化糖脂比例。高饱和脂肪可能缩短患者生存时间,而增加单不饱和脂肪可能延长生存时间,建议尽量以植物油作为烹调油。

推荐每天饮水量在1.5~1.7升,每天尿量维持在1 000~2 000毫升,应主动、少量多次饮水,以温热开水为主,有心、肺、肾脏功能障碍的患者应适当限制液体。

矿物质及维生素按照每天推荐摄入量给予,在没有缺乏的情况下,不建议额外补充。

(3) 糖尿病合并肿瘤患者的食物如何选择

1) 主食的选择:保持每天适量的谷类食物摄入,成年人每天摄入200~400克为宜。推荐食用全谷类,避免精加工和过度加工的食物,同时,主食的品种应多样化,在胃肠道功能正常的情况下,注意粗细搭配,比如食用掺有杂粮的米饭,如燕麦饭、红豆饭、玉米饭等。此外,全麦面包、小米面发糕、荞麦面、糖尿病专用型肠内营养制剂等,这些食物含有缓释淀粉,对体内激素水平,尤其是胰岛素的稳定非常有利。此外,应避免或少吃白糖、红糖和蜂蜜等精制糖或点心制品。

2) 动物性食物:适量多吃鱼、禽肉、蛋类,减少红肉摄入(猪肉、牛肉和羊肉),每周2~3次鱼,有条件者以深海鱼为主(比如三文鱼、沙丁鱼、金枪鱼等),每周4个鸡蛋。对于放化疗胃肠道功能损伤的患者,推荐制作软烂细碎的动物性食物。

3) 豆类及豆制品:每天适量食用大豆及豆制品,推荐每天摄入约50克等量大豆,如豆浆730克、北豆腐145克、南豆腐280克、内酯豆腐350克、豆腐干110克、豆腐丝80克。

4) 蔬菜和水果:推荐蔬菜每天食用300~500克,建议各种颜色蔬菜、叶类蔬菜。水果摄入200~300克,尽量选择GI值低的水果,包括苹果、梨、橙子、猕猴桃、樱桃、浆果类(草莓、蓝莓)等,避免餐后高血糖。

5) 油脂:使用多种植物油作为烹调油,每天用量25~40克。好的油脂能够起到抗氧化、维持正常的细胞膜功能、抵抗炎症反应等,这类油脂主要来源于种子和鱼类。推荐间断使用橄榄油做菜。

6) 其他:避免酒精摄入,对于糖尿病合并恶性肿瘤的患者,饮酒不利于病情的控制和疾病的康复。

限制食用腌制、熏烤、油炸及泡菜类食物。这类食物含有大量的盐分及有毒有害成分,长期摄入过量的盐会加速和加重糖尿病心血管并发症的进展和胃癌的发病风险。

6. 糖尿病合并肿瘤患者如何吃动平衡

有规律的体育锻炼不但能降低罹患高血压和糖尿病的发病风险,削减心血管疾病的死亡率,还能降低癌症的发病率,对于糖尿病合并肿瘤的患者,坚持适度运动,有助于增加机体胰岛素的敏感性,防止瘦体重的丢失,对血糖控制和维持健康体重很有帮助,如体力允许,每天至少 30 分钟的慢跑或散步。

超重或肥胖患者应注意适当控制体重,可通过增加蔬菜、全谷类、大豆及其制品等作为日常饮食的主要食物,少选动物性食物、甜食和含糖饮料。

体重稳定的患者可以在控制每天总热量的前提下,通过减少精制碳水化合物的比例,增加优质蛋白质(乳类、蛋类)、植物脂肪、坚果、杂粮饭来控制血糖。

7. 糖尿病合并肿瘤的饮食营养误区

(1) 糖尿病合并肿瘤患者不摄入营养,癌细胞就会饿死吗?

不会。通过降低营养摄入,饿死癌细胞是没有根据的说法,医学上也没有得到证明。即使患者不摄入营养,肿瘤细胞仍会从人的机体摄取营养,导致机体发生营养不良、恶病质及低血糖等严重后果。

(2) 抗肿瘤期间发生营养不足,血糖也控制不好,怎么办?

治疗期间,身体往往需要额外的能量和蛋白质来帮助维持体重并促进康复,消瘦或能量摄入不足的患者,即使血糖偏高,也应该增加能量摄入,可通过增加餐次或口服补充糖尿病专用型肠内营养制剂来补充营养。同时,需要更加频繁地监测血糖,通过调整胰岛素或降糖药用量将血糖控制在合理的范围内。

(3) 糖尿病合并肿瘤患者需要严格控制血糖吗?

建议糖尿病合并肿瘤患者在营养师指导下调整膳食结构。糖尿病合并肿瘤患者的血糖控制受患者的饮食、药物治疗、抗肿瘤治疗等多方面因素的影响,血糖控制同时要重视患者的主观感觉和生活质量。血糖控制目标应该根据患者的预期寿命等具体情况而定,预期寿命长的患者血糖控制要求相对严格,预期寿命短的患者一般不要求严格血糖控制。

(4) 保健品和营养补充剂对糖尿病合并肿瘤患者有用吗？

糖尿病合并肿瘤患者应该进行正规系统的治疗，比如降糖药的使用，手术、放疗、化疗、中药、营养支持等，这些正规治疗是保健品所无法替代的。在选择保健品时，首先要想到保健品不是治疗药，同时要仔细阅读说明书，了解主要功效对症选购，患者也可咨询医院临床营养科，有针对性地选择营养补充剂，以增强免疫功能，改善营养状况。

肿瘤患者经常会有食欲差、膳食营养素摄入不足的情况。经生化检查或临床表现证实存在某类营养素缺乏或不足时，可经有资质的营养（医）师评估后使用营养素补充剂，必要时进行规范的口服营养补充。

9. 糖尿病合并恶性肿瘤的食谱举例

见附录二。

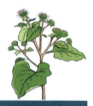

（五）糖尿病肾病的营养管理

糖尿病肾病（diabetic nephropathy，DN）是指由糖尿病引发的慢性肾脏病变，是糖尿病最常见、最严重的慢性微血管并发症之一，已成为目前引起终末期肾病的首要原因。据报道，我国住院糖尿病患者中，52.25%的糖尿病患者合并有肾脏疾病。糖尿病肾病起病隐匿，一旦进入大量蛋白尿期后，进展到终末期肾病的速度是其他肾脏病变的14倍，因此早期诊断和预防糖尿病肾病的发生发展非常重要，糖友们应引起重视。

1. 什么是糖尿病肾病

糖尿病肾病即糖尿病型肾小球硬化症，是一种以血管损害为主的肾小球病变，早期多无症状，血压可能正常或偏高，因此发病较隐匿。糖尿病患者病程在10~20年，约有半数以上会出现蛋白尿，DN一般分为5期：Ⅰ~Ⅲ期通常是可逆的,这个时候如能积极控制高血压和高血糖,病情可以控制和好转;Ⅳ期临床表现为水肿、高血压、蛋白尿甚至大量蛋白尿,病变进行性加重,如未积极治疗则很快进入Ⅴ期,即肾衰竭期,致死率和致残率明显增加。

糖尿病肾病患者常见的临床表现有哪些?

(1) 蛋白尿:病情的初期,尿液检查中仅有微量白蛋白,这种状态可持续多年。随着病变进一步发展,尿蛋白逐渐变为持续性重度蛋白尿,如果尿蛋白超过每天3克,是预后不良的表现。糖尿病肾病患者蛋白尿的严重程度,多呈进行性发展,直到出现肾病综合征。

(2) 高血压:高血压在糖尿病肾病患者中比较常见,特别是严重的肾病多合并有高血压,而高血压可加重糖尿病肾病的进展和恶化,因此有效地控制血压十分重要。

(3) 水肿:早期糖尿病肾病患者一般没有水肿,少数患者可有轻度水肿。当24小时尿蛋白超过3克时,水肿就会出现,当糖尿病肾病迅速发展的时候,会出现明显的全身水肿。

(4) 贫血:有的患者可有轻至中度的贫血,并且使用铁剂治疗往往无效,这是因为贫血由红细胞生成障碍所致,可能与长期限制蛋白饮食、氮质血症有关。

(5) 肾功能不全:糖尿病肾病一旦开始,其过程呈现进行性,肾功能持续损伤,氮质血症、尿毒症是其最终结局。

(6) 糖尿病视网膜病变:糖尿病视网膜病变常常早于糖尿病肾病的发生,大部分糖尿病肾病的患者常患有视网膜病变。

2. 糖尿病肾病如何应对

(1) 糖尿病肾病的筛查:肾功能的改变是糖尿病肾病的重要表现,反映肾功能的主要指标是肾小球滤过率,微量白蛋白尿是早期糖尿病肾病的临床表现,因此,目前美国糖尿病学会推荐如下糖尿病肾病的筛查:①所有2型糖尿病患者在确诊时和1型糖尿病患者在病程超过5年时,每年检查一次尿白蛋白排泄率;②所有成人糖尿病患者,每年检查1次血清肌酐,并将检查结果交给专业临床医生进行病情分析,必要时给出肾脏损害分期。

(2) 早期综合防治:糖尿病肾病作为糖尿病的一种并发症,其发生直接与糖尿病有关,因此应积极治疗糖尿病,控制血糖的平稳,可以延缓甚至防止糖尿病肾病的发生和发展，降低增高的肾小球滤过率和改善微量蛋白尿。高蛋白饮食、高血压、高血糖、高血脂、尿蛋白等是促进DN进展的重要因素。

（3）治疗方法：糖尿病肾病的治疗以控制血糖、血压和血脂，减少尿白蛋白为主，还包括饮食、运动等生活方式干预，以及纠正代谢紊乱、治疗肾功能不全的并发症、透析治疗等。

控制蛋白尿是延缓糖尿病肾病进展的重要措施之一，主要药物包括血管紧张素转换酶抑制剂和血管紧张素Ⅱ受体阻断剂。其中，血管转换酶抑制剂类药物是1型糖尿病肾病治疗的首选药，血管紧张素Ⅱ受体阻断剂类药物是2型糖尿病肾病治疗的首选药。一旦出现肾衰竭，透析治疗和肾移植是唯一有效的方法。当糖尿病患者出现尿毒症时，往往慢性合并症多，病情进展快，为了能成功建立起血管内瘘，应较早进行透析治疗。

在糖尿病肾病患者开始低蛋白饮食时一般需要同时加用复方α酮酸（即开同）作为必需氨基酸底物，可以减轻氮质血症、改善代谢性酸中毒，改善蛋白质代谢，减轻胰岛素抵抗，改善糖代谢，提高脂酶活性，改善脂代谢，调节钙磷代谢，减轻继发性甲状旁腺功能亢进，减少蛋白尿排泄，延缓肾病进展。

3. 糖尿病肾病饮食营养有什么特点

（1）营养代谢的特点：在糖尿病状态下，肝脏、肌肉等出现糖代谢严重障碍，而肾脏中糖代谢明显增强。此时，大约有50%的葡萄糖在肾脏中代谢，一方面缓解了机体发生酮症酸中毒和高渗性昏迷，另一方面也加重了肾脏的负担。DN患者蛋白质合成减少、分解增加，加上尿蛋白的丢失，容易导致低蛋白血症。特别是伴有慢性肾衰竭的患者，往往体内存在毒素聚积及内分泌紊乱，明显的胰岛素抵抗导致厌食和体重减轻，因此，慢性肾衰竭患者多伴有肌肉分解。由于胰岛素功能缺陷，脂肪分解增加，血中游离脂肪酸增加，血脂升高，特别是伴有大量蛋白尿的DN患者，容易出现肾病综合征表现，加重血脂异常。DN患者伴有尿量增多时，矿物质和水溶性维生素丢失也会相应增多。

（2）如何进行营养和饮食管理：为了控制血糖水平的稳定，防止和延缓病情进展，合理正确的饮食治疗是糖尿病合并肾病患者的基本治疗措施之一。在控制饮食以减轻胰岛B细胞的负担外，还应该考虑尿蛋白丢失和肾功能情况。糖尿病肾病患者的饮食需要注意的是患者是否在接受透析治疗，两者的情况是不同的。

1) 糖尿病肾病患者在接受透析治疗前饮食上需要注意什么

饮食原则：宜采用低盐、低脂饮食。既要保证热量和营养素充足，还要注意碳水化合物、脂肪、蛋白质所占的比例。防止发生营养不良的关键是保证患者热量和蛋白质摄入满足最低需要量。患者蛋白摄入量每天不低于 0.6 克／千克体重，热量需达到 35 千卡／千克体重，肥胖或老年患者热量可在 25~30 千卡／千克体重。其中，脂肪供能占 25%~30%，蛋白质供能占 10%，其余热量由碳水化合物提供。如果有条件，应当在营养师的指导下，开展治疗膳食。

长期高蛋白膳食，可能加重肾脏的高滤过状态，同时增加体内有毒的氮代谢产物的产生和潴留，从而导致肾功能的进一步损害。因此患糖尿病肾病后，患者会被要求减少和限制膳食中的蛋白质摄入，以减少肾脏损害。中国 2 型糖尿病防治指南（2017 年版）推荐每天蛋白质按照体重摄入量约 0.8 克／千克体重，过高的蛋白摄入（如 >1.3 克／千克体重）与蛋白尿升高、肾功能下降、心血管意外及死亡风险增加有关，低于 0.8 克／千克体重的蛋白摄入并不能延缓糖尿病肾病进展。每天摄入足够的热量，有助于人体合理利用蛋白质，使蛋白质发挥出重建肌肉和组织结构的重要作用，建议按照每天每千克体重摄入 30~35 千卡热量。如果热量摄入不足，就会消耗身体脂肪甚至肌肉组织，导致营养不良。摄入过多，就会导致肥胖、血脂增高等问题。

2) 糖尿病肾病患者在接受透析治疗时饮食上需要注意什么：糖尿病肾病发展到一定的程度就会接受透析治疗，透析治疗后的患者病情一般会改善，食欲会增加，这个时候，患者要有一定的节制，不可以随便乱吃东西，仍需遵照糖尿病肾病饮食治疗原则。

DN 患者经透析治疗，每次血液透析可丢失蛋白质约 10~12 克，腹膜透析时可丢失蛋白质 25~40 克，饮食的总热量和蛋白质量应比透析前适当增加，蛋白质按每天 1~1.2 克／千克体重供给，每天可给鸡蛋 2 个，牛奶 500 毫升，适量的鱼、肉等。肾脏损害时，磷的排泄会减少，导致血磷升高，高磷血症可导致继发性甲状旁腺功能亢进、骨质疏松及软组织钙化等，表现出易骨折、皮肤瘙痒等症状，可以根据化验结果，适当减少含磷高的食物的摄入。通常含磷较高的食物有：奶类及其制品、蚕豆、豌豆、扁豆、花生、瓜子、动物内脏、菌菇类等。相对含磷较少的食物包括新鲜的蔬菜、水果、鸡肉、鸡蛋。同样，肾脏损害时，钾的排泄也会减少，高钾血症非常危险，严重者会引起心搏骤停。

当血液化验结果显示血钾升高时,要避免高钾食物,如木耳、口蘑、豆类、坚果类、香蕉、杏、橘子、果汁、菜汁、菠菜、西红柿、土豆等。青菜制作前先用开水焯一下,可去除大部分钾离子。

4. 如何实施糖尿病肾病饮食

（1）糖尿病肾病患者为什么要关注蛋白质的摄入：蛋白质是构成人体的重要成分,在糖尿病背景下,蛋白质及氨基酸成分在糖尿病肾病的发生、发展中发挥了重要作用。糖尿病肾病患者过多摄入蛋白质不但不能改变机体的衰弱状态,往往会使病情恶化。高蛋白摄入会加重肾小球的高滤过和高代谢状态,引起肾组织损害,而低蛋白饮食能有效缓解高滤过的形成,延缓糖尿病肾病的进展,改善糖、脂肪和蛋白质的代谢,减轻肾功能不全的症状及并发症,减少体内毒性代谢产物的蓄积,延缓对透析的依赖,提高患者生存质量和延长患者寿命。目前,主张在糖尿病肾病的早期阶段就应该限制蛋白质的摄入量。因为高蛋白饮食会增加肾小球的血流量和压力,加重高血糖和高血压所引起的肾脏病变。低蛋白饮食可以减少尿蛋白排泄。但是过分限制蛋白质的摄入量,虽然可以减轻肾脏负担,却容易加重糖尿病合并肾病患者的营养不良。

对已经出现大量尿蛋白、水肿和肾功能不全的患者,除了限制钠每天摄入不超过 2 克,还要注意蛋白质摄入的质和量,需在营养师的指导下确定每日蛋白质摄入量。最好选择动物蛋白,但有研究表明,摄入红肉过多易使肾病恶化,建议肾友用白肉和豆制品代替部分红肉。(白肉为鸡肉、鱼肉等)红肉为猪牛羊肉等。此外,蛋类、奶类等也是很好的优质蛋白来源。优质低蛋白质饮食更适合于糖尿病肾病患者。

（2）糖尿病肾病可以使用蛋白粉吗：糖尿病肾病患者一般营养状况较差,免疫力低下,市场上销售的蛋白粉是一种高度提纯的蛋白质,过量服用后会加重肾脏负担,加剧肾病的恶化,对于限制蛋白质摄入的患者来说,需在医师的指导下服用,不建议自行服用。

（3）糖尿病肾病患者能吃水果吗：糖尿病肾病患者能否吃水果,要根据具体情况来定。

水果中含有大量的葡萄糖、蔗糖等小分子糖,大量食用会引起血糖快速升高,加重肾脏损害,因此不宜多吃,尤其是病情控制不佳者,最好不吃。

当病情较轻或处于稳定状态的时候,可以少量食用水果。最好选择含糖量较低的水果,如柚子、苹果、西瓜等,计算摄入部分相应的热量,以减少主食量,做到摄入总热量相对平衡。

吃的时间也有讲究,选择餐后2小时吃或睡前吃较好,避免与主食一起进食,造成餐后高血糖。出现低血糖反应时可吃水果,促使血糖恢复正常。糖尿病肾病合并有肾衰竭时,香蕉、橘子等含钾高的水果不宜多吃,以防止出现高钾血症。

(4) 糖尿病肾病食疗方和饮食指导

无花果冬瓜汤

原料:无花果20克、冬瓜250克、海带150克、紫菜50克。

做法:无花果洗净,切两半;冬瓜去皮和瓤,洗净切成小方块;海带用水浸发,洗去咸味。

用6大碗水煲冬瓜、海带、无花果。大约2小时后下紫菜,煮沸后片刻即成。

用法:每天1次,佐餐或单食。

功效:利湿消肿、降糖益肾。

更多饮食指导见表5-9。

表5-9 糖尿病肾病患者的饮食指导

食物种类	推荐食物	少吃或不吃
主食类	薏米、荞麦、小米、红豆	油条、土豆、红薯
肉、蛋、奶类	精瘦肉、蛋清、脱脂牛奶	腊肉、鹅肝、猪肝、咸鸭蛋、松花蛋
水果、蔬菜类	柚子、樱桃、无花果、西瓜、芹菜、南瓜、西葫芦、青椒、苋菜、萝卜、冬瓜	金橘、黑枣、大枣、香蕉、桃子、甜瓜、莲藕、韭菜、莴笋、菠菜、香菜、菱角
水产、菌藻类	黑鱼、鲫鱼、香菇	鱼子、蟹黄
中药、饮品类	枸杞、山药、黄芪、玉米须	浓茶、咖啡、酒、加工果汁
其他	胡桃、橄榄油、玉米	酱菜、咸菜、干辣椒、咖喱、蜂蜜、巧克力、果脯

(5) 糖尿病肾病食品交换份:糖尿病食物交换份法仅在于热量平衡方面发挥作用,没有在蛋白质方面给予明确的指导,因此往往造成蛋白质过多或能量不足,对于DN患者,无法得到实际应用,因此,为大家介绍更适合于DN患者的肾病食品交换份(也称之为蛋白质食品交换份)的方法,见附表3-17。

(6) 如何利用中国肾病食品交换份制订 DN 患者饮食计划：见附录二。

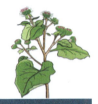

（六）糖尿病合并肥胖如何进行膳食营养管理

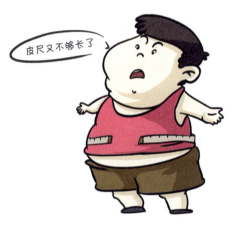

随着生活方式的改变及老龄化的加速，2 型糖尿病合并肥胖的患病率呈快速上升趋势，并且已经成为全球性的公共卫生问题。超重和肥胖，尤其是腹部脂肪过度蓄积是 2 型糖尿病发病的重要危险因素。由于肥胖与糖尿病具有共病机制，因此糖尿病与肥胖常常如影随形。2016 年《柳叶刀》发表全球成年人体重调查报告，中国超越美国，成为全球肥胖人口最多的国家。中国男性肥胖人数 4 320 万，女性肥胖人数 4 640 万。2010 年中国糖尿病流行病学调查［以糖化血红蛋白（hemoglobin A1c，HbA1c）≥6.5% 作为诊断标准之一］数据显示，中国成人糖尿病患病率高达 11.6%，糖尿病患者数居全球首位。肥胖和 2 型糖尿病关系密切，中国超重与肥胖人群的糖尿病患病率分别为 12.8% 和 18.5%；而在糖尿病患者中超重比例为 41%、肥胖比例为 24.3%、腹型肥胖患者高达 45.4%。

1. 什么是肥胖，怎么进行判定

肥胖是指体内脂肪体积增大和／或脂肪细胞数量增加导致的体重增加，或体脂占体重的百分比异常增高，并在某些局部过多地沉积脂肪。通常用体重指数（BMI）进行判定，BMI 的计算公式为体重（千克）／身高（米）^{2}。

2002年,国际生命科学学会中国肥胖问题工作组提出了18岁以上中国成人BMI标准:18.5≤BMI<24为正常体重,24≤BMI<28为超重,BMI≥28为肥胖。举例:身高168厘米,体重82千克的人,BMI=82/(1.68×1.68)=29.1,判定为肥胖。

2. 什么是中心型肥胖,怎么进行判定

中心型肥胖也称作腹型肥胖,根据《成人体重判定》(WS/T 428—2013),我国判定成人腹型肥胖的标准:腹内脂肪面积 >80 厘米^2。若采用腰围进行诊断,男性≥90厘米、女性≥85厘米即可诊断为腹型肥胖。

3. 糖尿病合并肥胖的危害及减重的益处

肥胖患者胰岛素受体数量减少和受体缺陷,易造成胰岛素抵抗(对胰岛素不敏感)和空腹胰岛素水平升高。体重或腰围的增加,均可增加糖尿病的发生风险以及血糖控制的难度。肥胖与糖尿病均存在的代谢异常,其协同作用可进一步加剧2型糖尿病患者慢性并发症的发生。肥胖是糖尿病肾脏病变的独立危险因素,可导致慢性肾脏病的恶化,亦可使心脑血管疾病风险因子升高。减轻体重可以改善胰岛素抵抗、降低血糖和减少心血管疾病的危险因素,减重3%~5%,即能导致血糖、糖化血红蛋白(HbA1c)、血压、甘油三酯(TG)等的显著降低,提高患者生活质量。在一定范围内,减重越多,获益越大。

4. 糖尿病合并肥胖患者综合控制目标

综合控制目标见表5-10。

表5-10 糖尿病合并肥胖患者综合控制目标

指标	目标值
Hb A1c/%	<7.0
血糖/毫摩尔·升$^{-1}$	
空腹	4.4~7.0
非空腹	<10.0

续表

指标	目标值
BMI	<24
腰围/厘米	
男性	<85
女性	<80
血压/mmHg	<140/90
总胆固醇/毫摩尔·升$^{-1}$	<4.5
HDL-C/毫摩尔·升$^{-1}$	
男性	>1.0
女性	>1.3
TG/毫摩尔·升$^{-1}$	<1.7
LDL-C/毫摩尔·升$^{-1}$	
未合并冠心病	<2.6
合并冠心病	<1.8

注：HDL-C：高密度脂蛋白胆固醇；LDL-C：低密度脂蛋白胆固醇。

5. 糖尿病合并肥胖患者的医学治疗原则是什么

（1）限制总能量摄入，合理减轻体重：推荐按照 20~25 千卡/（千克体重·天）计算，标准体重（千克）= 身高（厘米）-105。举例，身高 168 厘米、体重 82 千克的人，标准体重（千克）=168-105=63。推荐每天能量摄入 63 千克 ×(20~25)千卡/千克 =(1 260~1 575)千卡。再根据性别、年龄、活动量、应激状况等调整为个体化能量标准，但不推荐长期 <800 千卡/天的极低能量膳食。

建议糖尿病合并肥胖患者 3 个月体重降幅至少 >3%。饮食治疗 3 个月后对有效性进行评价：体重下降 2%~3% 为不显著；体重下降 3%~5% 为显著；体重下降 >5% 为非常显著。应在 6 个月时间达到 5%~15% 的体重下降；重度肥胖（BMI>35）可能需要 20%，甚至更多的体重减轻。

（2）培养营养均衡的膳食习惯：合理的三大产能营养素供能比，蛋白质摄入量占总能量15%~20%、脂肪占总能量30%以下、碳水化合物占总能量45%~60%。

1) 碳水化合物要注重食物品种的选择,不能单纯地降低主食量,以避免低血糖或酮症的发生。推荐每天主食量控制在150~250克,多选择血糖指数(GI)较低的粗粮类主食,如藜麦、荞麦、燕麦、黑米、薏米、玉米、粳米等。

2) 膳食中应有1/3以上的蛋白质为优质蛋白,可多食用低脂牛奶、鸡蛋、鱼、鸡、瘦肉、豆制品等。乳清蛋白可促进胰岛素分泌,改善糖代谢,并在短期内有减轻体重的作用。但不建议超重或肥胖的糖尿病患者长期食用高蛋白质膳食,因为长期高蛋白饮食可引起肾小球滤过压增高,易引发糖尿病肾病,故应避免长期蛋白质供能比大于20%。对已经伴有肾功能不全的糖尿病肥胖患者,应根据肾功能损害程度,来限制蛋白质的摄入量。

3) 控制脂肪摄入总量,膳食中宜增加富含单不饱和脂肪酸和n-3多不饱和脂肪酸的植物油,如橄榄油、鱼油、亚麻籽油。避免动物油脂(如猪油、牛油、肥肉等)及油炸食品的摄入。

烹调用油建议每天控制在15~25克。推荐使用蒸、煮、炖、拌等少油烹调方法制备食物,以减少用油量。

4) 保证丰富的维生素、矿物质摄入。糖尿病易并发神经系统疾病,可能与维生素B_1、维生素B_{12}摄入不足有关;维生素C可防止微血管病变;血镁低的糖尿病患者容易并发视网膜病变;锌与胰岛素的分泌和活性有关;三价铬是葡萄糖耐量因子的成分。新鲜的蔬菜水果是维生素和矿物质的重要来源。推荐多食用深色蔬菜及GI值较低的水果,如圣女果、樱桃、李子、柚子、桃子等。每天摄入500克左右的蔬菜以及1个中等大小的低糖分水果,即可防止维生素和矿物质的缺乏。

5) 多饮水和保证充足的膳食纤维摄入。每天饮水量1 500~1 700毫升(尿量减少者除外)。膳食纤维是不能被人体利用的多糖,即不能被人类胃肠道中消化酶所消化的,且不被人体吸收利用的多糖。膳食纤维有促进胃肠蠕动、利于排便的作用。其中水溶性膳食纤维具有吸水作用,可产生饱腹感,控制食欲有助于减肥。膳食纤维可减少小肠对糖的吸收,辅助降低血糖。推荐每天摄入量为25~35克。含膳食纤维较多的食物有魔芋、笋类、菇类、麸皮、银耳、木耳、豆类及各种新鲜的蔬菜水果。

6) 低钠限盐,每天的食盐摄入量不宜超过5克,还需注意少用含盐较多的调味品,如酱油(5毫升酱油等于1克盐)、味精、鸡精等,以免刺激食欲,从而导致钠摄入过量,增加体内水钠潴留。

7) 养成良好的饮食习惯,宜一日三餐,定时、定量,晚餐不应吃得过多、过饱。吃饭应细嚼慢咽,可适当延长用餐时间,即使食量较少也可达到饱腹感。

(3) 糖尿病合并肥胖患者一日食谱举例:见附录二。

6. 糖尿病合并肥胖患者如何运动

合理运动可改善胰岛素敏感性、骨骼肌功能、改善代谢紊乱,对改善生活质量有正反馈作用。调节膳食减少能量摄入和配合运动增加能量消耗,双管齐下是减肥的最佳方法。其中有氧运动又是最佳的减肥方式之一。简单地说,有氧运动就是长时间中小强度运动,如步行、登山、游泳、慢跑、健美操等。有氧运动可通过调节神经内分泌系统,控制内脏脂肪的蓄积,降低体脂含量,增加能量消耗,其中以对胰岛素作用的影响最为显著。有氧运动可促使脂肪水解酶活性增加,加速脂肪的分解。

运动的时间应合理,通常在30~120分钟。考虑年龄因素,老年人应适当减少时间,年轻人可适度地延长。有氧运动最佳心率范围是(220-年龄)×60%~(220-年龄)×85%。例如50岁的人,最佳心率范围=(220-50)×60%~(220-50)×85%=102~145。在运动过程中一定要注意补充水分,特别是矿物质水。

运动应循序渐进,持之以恒。强度不宜过大,为防止低血糖的发生,可在运动前少量进食。运动时建议随身携带饼干、巧克力、糖果等,在出现低血糖症状(心慌、出汗、软弱无力、面色苍白、四肢冰冷)时及时加餐,以缓解不适症状。运动前、后应监测血糖以预防低血糖反应。如运动前血糖<4.2毫摩尔/升或有低血糖反应,应减少降糖药物的使用剂量。肥胖患者运动时应注意预防关节疼痛和不适。

7. 糖尿病合并肥胖患者如何合理用药

糖尿病合并肥胖患者的药物治疗原则:①在选择降糖药物时,应优先考虑有利于减轻体重的药物;②需要胰岛素治疗的患者,建议联合使用至少一种可降低体重的降糖药物,从而减轻因胰岛素剂量过大而引起的体重增加。

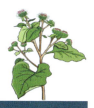

(七)糖尿病合并胆石症饮食如何管理

糖尿病与胆石症是两个系统的疾病,前者属于内分泌系统疾病,后者属于消化系统疾病。近年来,两者的关系愈来愈密切,糖尿病合并胆石症的发病率也有不断增高的趋势。胆石症在糖尿病患者中很常见,尤其在女性糖尿病患者中更多见。糖尿病患者患胆石症的发生率高于一般人群,而胆石症也会增加糖尿病发病的风险。

1. 糖尿病为什么容易合并胆石症

随着人口老龄化及人们生活条件的改善,糖尿病合并胆石症的患病率呈逐年上升趋势。近年来,国内报道称糖尿病合并胆石症的患病率约为正常人胆石症患病率的 2 倍,约 1/3 的胆石症患者在胆管手术时发现有糖尿病,糖尿病作为胆石症的危险因素也一直为临床医师所重视。

胆石症是指发生在胆囊内的结石所引起的疾病,是一种常见病。胆石症形成多与膳食、机体代谢改变、胆汁淤积、胆管寄生虫、细菌感染、过度溶血等有关。目前,糖尿病引起胆囊结石的确切机制还在探索中,可能与以下两方面因素有关。一个是脂肪代谢障碍:正常情况下胆汁中的胆固醇、胆汁酸与磷脂含量比例处于一个动态平衡中。而糖尿病患者由于胰岛素分泌不足和/或作用缺陷,不能有效地抑制脂肪分解,2 型糖尿病患者又常常合并有肥胖、血脂紊乱和高胰岛素血症,结果造成肝内合成的胆固醇增加,胆汁中的胆固醇相应增加,与胆汁酸及磷脂含量比例失调,胆固醇于是结晶析出,形成结石。还有一个因素是内脏自主神经功能紊乱:内脏自主神经功能对于进食后胆囊的正常收缩和排出胆汁十分重要。内脏自主神经功能紊乱后胆囊运动功能障碍,胆囊大而松弛空虚,排空延迟,胆汁淤积,形成结石。

糖尿病患者是可以预防胆石症形成的,主要应做好如下几点:①控制血糖在正常或理想范围内,正常血糖是预防胆石症发生的关键因素;②低脂饮食:合理膳食,防止血脂紊乱,既是防止胆石形成的具体措施,也是控制血糖的有效方法;③积极纠正血脂异常,必要时服用降血脂药物;④定期检查:糖尿病病程长、血糖控制差及高龄糖尿病患者要特别警惕胆石症的存在,最少每年常规做一次肝胆B超,以早期发现和治疗胆石症。

2. 糖尿病合并胆石症有哪些临床表现

糖尿病合并胆石症与普通胆囊结石临床表现类似,其具体表现取决于结石的大小、部位、有无梗阻及感染等。在早期通常没有明显症状,大多是在常规体检中发现。有时可以伴有轻微不适被误认为是胃病而没有及时就诊。部分单发或多发的胆囊结石,在胆囊内自由存在,不易发生嵌顿,很少产生症状,被称为无症状胆囊结石。胆囊内的小结石也可嵌顿于胆囊颈部,引起临床症状,尤其在进食油腻食物后胆囊收缩或睡眠时由于体位改变,可以使症状加剧。通常表现为胆绞痛。呈持续性右上腹痛,阵发性加剧,可以向右肩背放射,往往会伴有恶心、呕吐。如果进一步合并感染将进展为急性化脓性胆囊炎,严重时可以发生胆囊穿孔,发生腹膜炎,易与肠管发生粘连,临床后果十分严重。胆石症也会造成胆管梗阻,而长期梗阻则易导致肝硬化,表现为黄疸、腹水、门脉高压、上消化道出血,甚至肝衰竭、肝胆管癌。

3. 胆石症形成与营养素之间有何关系

在众多影响因素中,饮食因素较为重要,胆固醇、糖类、饱和脂肪酸、血糖指数高的食物摄入量增加,钙及膳食纤维摄入量减少,都易导致胆石症发生。许多研究也表明:富含膳食纤维食物尤其是麸皮,可以减少胆石症的发生,不健康的生活方式如饮用被重金属污染的水和减少体力活动也是胆石症发生的危险因素。

(1) 能量:胆石症多见于肥胖而伴有血脂过高的人,而随着体重增加,由于人类不容易将过剩的胆固醇转化为胆汁酸,因此,相当多的部分仍以胆固醇形式存在于胆汁之中,这可能是胆固醇性胆石症形成的主要原因之一。

(2) 胆固醇:膳食胆固醇摄入过多与胆石症的形成有关,摄入过量的胆固醇大部分重新分布于胆汁之中。因此，适当限制胆固醇摄入对本病的预防颇为重要。

（3）脂肪：脂肪摄入过多易导致肥胖。多不饱和脂肪酸摄入过多，可使血胆固醇含量降低，但却使胆石症发病率增高，这可能与多不饱和脂肪酸加速胆固醇排入胆管和肠道有关。

（4）碳水化合物：摄入大量的简单碳水化合物可导致胆固醇合成亢进。胆固醇结石患者存在血糖值偏高和糖耐量试验呈糖尿病曲线以及葡萄糖转化为胆固醇和脂肪酸的过程加强等特点。这说明胆固醇的形成可能与糖代谢有关。

（5）膳食纤维：膳食纤维能吸附肠道内的胆汁酸，抑制肠内胆固醇的吸收，又能促进肠管蠕动，增加胆固醇和胆汁酸的排泄。可见多增加富含膳食纤维的食物，对本病防治有利。

4. 糖尿病合并胆石症饮食应如何管理

通过对膳食脂肪和胆固醇量进行控制，维持机体热能需要，可消除促进胆石症形成和引起疼痛的因素。在急性发作期应禁食，由静脉补充营养，使胆囊得到充分休息，可缓解疼痛，保护肝脏。症状缓解后或症状较轻能经口进食时，可采用低脂、适量蛋白质、适量碳水化合物和丰富维生素的饮食。

（1）能量：按照糖尿病热量供给原则，根据患者体型、年龄、性别、身高、生理状况、体力活动强度决定每天能量供给量。对于超重、肥胖的患者则要限制总能量的摄入，增加能量消耗，减轻体重，达到理想体重。对于消瘦的患者则要适当增加总能量的摄入，增加体重以达到或维持理想体重。

（2）低脂肪：脂肪能刺激胆囊收缩素的分泌，刺激胆囊收缩，导致疼痛。胆石症合并急性胆囊炎时每天脂肪摄入少于20克，病情好转后可逐渐增加到40克左右。主要应严格限制动物性脂肪，而植物油脂肪富含必需脂肪酸，且有助于胆汁排泄，可以适量选用，但应均匀分布于三餐之中，避免在一餐中食用过多的脂肪。

（3）低胆固醇：每天摄入量以少于300毫克为宜，重度高胆固醇血症应控制在200毫克以内。禁止食用富含胆固醇的食物，如肥肉、动物肝、肾、脑等内脏，鱼子、蟹黄、蛋黄等食物。

（4）碳水化合物：每天250~350克为宜，以达到补充能量、增加肝糖原、保护肝细胞的目的。应供给含多糖的复合碳水化合物为主的食物,适当限制单糖和双糖,如白砂糖、红糖、蔗糖、冰糖、葡萄糖等的摄入,以免造成血糖难于控制;对合并高脂血症、冠心病、肥胖者更应予以限制。

(5) 蛋白质:每天供给 50~70 克为宜,过多的蛋白质摄入会增加胆汁分泌,影响病变组织的恢复;摄入过少同样不利于受损胆管组织的修复。足够蛋白质能够补偿机体的消耗,维持正常的氮平衡,增强机体免疫力。应适量给予高生物价蛋白质,如豆制品(豆腐)、鱼虾类、瘦肉、兔肉、鸡蛋清等食物。

(6) 其他:维生素 A、维生素 C、维生素 K、B 族维生素应充分供应,有助于胆管上皮生长和保持完整性,帮助病变胆管修复,维生素 K 能有效缓解胆管痉挛和胆石症引起的疼痛。应选含膳食纤维高的食物如绿叶蔬菜、低血糖指数水果、粗粮及香菇、洋葱、魔芋、木耳等具有降低胆固醇作用的食物。多饮水,每天以 1 000~1 500 毫升为宜,可以稀释胆汁,加快胆汁排泄,预防胆汁淤积,有利于胆管疾病的修复。少量多餐(4~5 餐较为适宜)既可减轻消化系统的负担,又因为多餐刺激胆管分泌胆汁,保持胆管畅通,有利于胆管内炎性物质引流,促使疾病缓解和好转。

(7) 饮食禁忌:刺激性食物和强烈调味品,如辣椒、浓茶、咖喱、芥末、烈性酒、咖啡等;煎炸及产气食物,如牛奶、洋葱、蒜苗、萝卜、黄豆等;油炸油煎食物,如油条、油炸糍粑、麻花、臭豆腐、烧烤食品等。

5. 糖尿病合并胆石症患者一日食谱举例

见附录二。

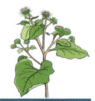

(八)糖尿病合并消化性溃疡饮食营养管理

消化道溃疡多指发生于胃(胃溃疡)和十二指肠(十二指肠溃疡)的慢性溃

疡,其发病因素众多,而基本因素是胃蛋白酶对局部黏膜的消化作用。糖尿病患者微循环障碍,消化道受累,胃黏膜血流量明显降低导致黏膜缺血坏死,黏膜保护因素削弱,在胃酸-胃蛋白酶作用下形成溃疡。目前普遍认为糖尿病患者的微血管病变、神经病变等多种因素影响着消化性溃疡的形成及愈合过程,糖尿病患者的胃黏膜血流量下降导致黏膜防御机制低下和修复功能减弱,是致使消化性溃疡高发或复发的原因之一;而血糖过高上调促炎因子肿瘤坏死因子(TNF)-α和抑制血管内皮生长因子也从负面影响着胃黏膜。糖尿病合并消化道溃疡患者存在年龄大、症状不典型、溃疡面积大等特征,容易形成消化性溃疡出血和穿孔,需要尽早诊断和治疗。

1. 消化性溃疡是怎么形成的,有哪些临床表现

正常情况下,胃肠道黏膜可以通过防御修复机制抵抗消化液、微生物、酒精等因素的侵袭,但如果侵袭和防御因素之间的平衡被打破,胃肠道黏膜就可能被自己消化,造成溃疡。导致平衡被打破的主要因素有:①幽门螺杆菌(Hp);②阿司匹林、布洛芬这些非甾体类抗炎药(non-steroidantiinflammatory drugs,NSAIDs);③遗传因素、吸烟、饮酒、精神压力等因素亦可导致胃酸分泌增加或削弱黏膜防御机制。

消化性溃疡的症状以腹痛为主,基本出现在上腹部,起病多缓慢,常反复发作,迁延多年不愈。随着病情发展,疼痛发作次数增多,发作时间增长,缓解时间减短。患者常感上腹部有烧灼感,嘴巴发苦、发酸,伴有恶心、呕吐、肚子胀,还会有打嗝、口水增多等现象。如果溃疡出血严重,还可能导致大便颜色发黑或者呕吐物中带血等情况。消化性溃疡的疼痛常和进食有关。胃溃疡疼痛好发于进食后0.5~2小时,下次进食前往往疼痛已经消失,即所谓的"餐后痛"。而十二指肠溃疡多在餐后3~4小时出现,持续到下次进餐,进食后可缓解,即"空腹痛"。另外,十二指肠溃疡疼痛还好发于午夜,即所谓的"夜间痛"。

消化性溃疡是可以预防的。首先,对于合并Hp的患者来说预防复发最重要的是根除Hp。对于患病后痊愈的,更应在生活作息上多加注意,防止复发。主要措施包括:①注意情绪的稳定,不要有太大的压力和过多的脑力劳动,规律生活,劳逸结合;②保持合理的饮食习惯,避免暴饮暴食,避免挑食,吃饭要细嚼慢咽,戒烟少酒,避免食用刺激性食物;③需要服药特别是服用消炎止痛类药物前应咨询医生,避免长期服用NSAIDs;④坚持锻炼,增强抵抗力;⑤身

体出现不舒服的情况及时就医。

2. 糖尿病合并消化性溃疡有什么特点

80%糖尿病患者有糖尿病性微血管病变,形成微血管闭塞,累及消化道时,胃黏膜血流量明显减少,导致胃黏膜防御功能低下,加之糖尿病性胃肠神经受累,胃动力减弱,食物易滞留于胃及口服降糖药对胃黏膜的损害,致使消化性溃疡发生率较高,明显高于非糖尿病患者。

2型糖尿病合并消化性溃疡存在溃疡难愈合、血糖难控制、易发生Hp感染、Hp难根除等问题。原因可能为:①胃中、小血管病变:长期高血糖环境可引起氧化应激、活性氧生成增多而损伤血管内皮细胞功能,导致内皮功能障碍,可直接引起并加快动脉粥样硬化形成,导致血流动力学改变,血流速度减慢,胃供血不足,从而导致溃疡难愈合。②胃自主神经病变:长期以来,自主神经病变一直被认为是导致糖尿病胃运动异常的主因。大量国内外资料显示,50%~70%的糖尿病患者胃排空延迟、胃肠运动障碍,影响降糖药及制酸药物的药代动力,直接影响其吸收时间和疗效,造成血糖控制差、胃酸分泌不能减少,溃疡难以控制。③糖尿病患者Hp感染率:糖尿病患者Hp感染率高于非糖尿病患者。糖尿病患者Hp的根除率明显低于非糖尿病患者,其原因可能与2型糖尿病患者胃运动障碍、胃黏膜血流量减少,黏膜防御能力减弱,使Hp对胃黏膜损害加重有关。④糖尿病病程越长,年龄越大,血管硬化越明显,胃溃疡发病率越高,治疗也越困难,疗程相应延长。故病程、年龄也是难治因素之一。

糖尿病患者并发消化性溃疡多无明显临床表现或仅表现为上腹饱胀,极少数有不规律上腹痛或以并发症(如上消化道出血)为首发症状,可能与糖尿病神经病变及胃肠蠕动功能减弱有关。故提倡糖尿病患者如有上腹不适即应定期进行胃镜检查,以免延误病情。糖尿病合并胃溃疡的发生率高于十二指肠溃疡,考虑与局部黏膜保护因素削弱和损害因素增强有关。

3. 糖尿病合并消化性溃疡的饮食如何管理

(1)少量多餐,定时定量:每天4~5餐,每餐量适中。少量多餐可中和胃酸,减少胃酸对溃疡面的刺激,又可供给营养有利于溃疡面的愈合,对急性消化性溃疡更适宜,但进食频次过多也不利于血糖的控制。

(2) 避免机械性和化学性刺激过强的食物:糖尿病患者一般鼓励多进食富含膳食纤维的食物,以缓解食物在肠道的吸收过程,降低血糖。但是,膳食纤维等机械性刺激会增加黏膜损伤,破坏黏膜屏障,难利于创面修复,应减少富含膳食纤维尤其是避免不可溶膳食纤维如芹菜、韭菜、竹笋等摄入。化学性刺激会增加胃酸分泌,对溃疡愈合不利,如咖啡、浓茶、烈酒、浓肉汤等。

消化性溃疡还应禁忌下列几类食物:①易产酸食物:如地瓜、土豆、过甜点心及糖醋食品等;②易产气食物:如生葱、生蒜、生萝卜、蒜苗、洋葱等;③避免生冷食物:如大量冷饮、凉拌菜等;④过热的食物,以免损害消化道表层上皮,扩张血管而导致出血,一般摄入食物的温度为45℃左右较为合适;⑤坚硬的食物:如各种坚果等;⑥强烈刺激的调味品:如胡椒粉、咖喱粉、芥末、辣椒油等。

(3) 选择营养价值高、细软相对易消化的食物:如牛奶(乳糖不耐受除外)、鸡蛋、鱼、瘦肉等。经加工烹调使其变得细软相对易消化,对胃肠无刺激,补充足够热能、蛋白质和维生素,同时对血糖影响也不大。

1) 蛋白质对胃酸起缓冲作用,可中和胃酸,但蛋白质在胃内消化又可促进胃酸分泌。应供给足够蛋白质以维持机体需要,每天按1克/千克体重供给,促进溃疡面修复;若有贫血,可适当增加,可按1.5克/千克体重供给。注意,进食优质蛋白质时,避免进食肥肉,切忌喝各种肉汤类,以免血糖难于控制。

2) 不需要严格限制脂肪,因为脂肪可抑制胃酸分泌。适量脂肪对胃肠黏膜没有刺激,但过高可促进胆囊收缩素分泌增加,从而抑制胃肠蠕动,胃内食物不易进入十二指肠,引起胃胀痛。宜选用易消化吸收的乳酪状脂肪,如牛奶、奶油、蛋黄、奶酪等及适量植物油(如橄榄油、核桃油、油菜籽油等)。不过近年来有人发现食用过多牛奶,刺激胃酸分泌作用大于中和胃酸功能,同时有些人不能耐受牛奶。故主张适量用牛奶,无需长时间大量饮用牛奶。

3) 碳水化合物既无刺激胃酸分泌作用,也不抑制胃酸分泌,但也不宜过多,以免造成血糖难于控制,但也不能过少,以免因碳水化合物供应不足而造成并发症如酮症酸中毒。避免摄入富含单糖、双糖等低分子糖类的食物如红糖、蜂蜜、冰糖、麦芽糖等。

(4) 维生素的补充:选富含B族维生素、维生素A和维生素C的食物,适当多食新鲜的蔬菜水果尤其是低血糖指数水果(对血糖影响较大的水果如香蕉、芒果、菠萝等尽量避免摄入),主食以软饭或面食为主。出血量较大时应禁食,出血量小时视情况给予偏冷流质饮食,如新鲜嫩叶菜汁或鲜果汁以补充维生素。

(5) 烹调方法:溃疡病所吃食物必须切碎煮烂。可选用蒸、煮、汆、清炖、烩、焖等烹调方法,不宜用油煎、炸、爆炒、醋熘、凉拌等方法加工食物。

(6) 进食环境与加餐:进食时应心情舒畅、细嚼慢咽,以利于消化。照顾患者的膳食习惯配制可口饭菜。供给细软、粗纤维相对少的食物,但应注意预防便秘。睡前加餐,对十二指肠溃疡尤为适宜,可减少饥饿性疼痛,有利于睡眠。但是溃疡愈合后不宜加餐,避免过多刺激溃疡面。

4. 糖尿病合并消化性溃疡患者一日食谱举例

见附录二。

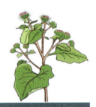

(九) 糖尿病合并甲亢饮食营养管理

糖尿病合并甲亢对患者的身体健康会造成严重影响,糖尿病、甲亢都属于常见的内分泌系统疾病,糖尿病是胰岛素分泌缺陷或胰岛素抵抗导致糖、蛋白质、脂肪代谢紊乱。甲亢是由于甲状腺功能出现亢进而引起的一系列症状。两种疾病有着很密切的联系又相互影响。临床中一般采取的方法是同时治疗,由于糖尿病需要平稳血糖、控制饮食,而甲亢患者的饮食量又比较大,患者的血糖很难控制,所以平衡饮食问题至关重要。

1. 糖尿病遇上甲亢怎么办

糖尿病与甲亢是临床最常见的两种内分泌系统疾病,两者看似风马牛不相及,但事实上却是难舍难分,狼狈为奸。临床上集糖尿病与甲亢两种疾病于一身的患者并不少见,这里面分为两种情况:

(1) 甲亢导致糖尿病:甲亢时,体内甲状腺激素分泌增加,甲状腺激素具有拮抗胰岛素的作用,可使肝糖原加速分解和促进糖异生,从而导致血糖上升;甲亢会导致胃肠蠕动增加,加速肠道吸收葡萄糖,使餐后血糖上升增快;甲亢还会导致体内产生更多儿茶酚胺,而这种物质会抵抗胰岛素,以上原因均易引起血糖增高,导致糖尿病。这种糖尿病是由于甲亢引起,属于"继发性糖尿病"。由甲亢引起的糖尿病在甲亢病情控制后,血糖即可完全恢复正常,无须长期给予降血糖药物治疗。

(2) 糖尿病合并甲亢:甲亢和糖尿病都与家族性遗传有一定的关系。这两种病的基因缺陷往往发生在同一对染色体上,因此可能会连锁在一起遗传给后代。临床上这两种疾病同时发生在一个人身上的例子并不少见,两者属于"1+1"的叠加关系,这种糖尿病属于原发性,不是继发于甲亢,在甲亢病情控制后,糖尿病依然存在,不予降血糖药物治疗,血糖不能降至正常。但是,甲亢可以加重糖尿病,使血糖进一步增高,故控制甲亢对减轻糖尿病也很重要。

2. 哪些临床表现应怀疑是糖尿病合并甲亢了

由于糖尿病与甲亢在症状上多有相似之处,两者均可表现为多食、消瘦及乏力,所以当两病并存时,其中之一常常会被漏诊或误诊,故需引起高度重视。

当糖尿病患者无明显诱因出现病情加重,"三多一少(多食、多饮、多尿)"症状明显,并出现用糖尿病发病原理无法解释的心慌、怕热、出汗、手颤、烦躁、失眠等症状;或者患者虽然血糖控制良好,但仍有明显的多食、消瘦、乏力症状;或者原本没有心脏病的糖尿病患者,不明原因出现心动过速或是房颤;或者出现甲状腺肿大、突眼、胫前黏液性水肿等,则需询问患者是否患过甲亢或者有甲亢家族史。凡有以上情况的糖尿病患者,要特别留意是否合并了甲亢,并及时化验甲状腺功能(FT_3、FT_4、TSH),以明确诊断。

3. 糖尿病合并甲亢饮食应如何管理

(1) 合理控制全日总热量:对糖尿病合并甲亢的患者,一方面要控制血糖,避免血糖过高而出现糖尿病急性并发症,另一方面又要注意甲亢高代谢症状所消耗的热量。与单纯糖尿病相比,饮食控制宜适当放宽,热量摄入增加10%左右。应按患者的体质指数(或标准体重)、体力活动程度,同时参考年龄、性别等来计算出总热量,然后按三大营养素占总热量的比值来控制热量:蛋白质占 15%~20%,脂肪占 20%~30%,碳水化合物占 50%~60%,三餐热量按 1/3、1/3、1/3 分配。

(2) 摄入充足的膳食纤维:饥饿往往是糖尿病合并甲亢患者的一种突出症状,随着病情好转饥饿感会减轻,患者在饮食调整中如感到饥饿难受,可适当选择含丰富膳食纤维的粗杂粮,如绿豆粥、赤豆粥、小米粥、燕麦片、荞麦面等,还可适当多吃低热量、高容积的蔬菜,如黄瓜、番茄、芹菜、竹笋等。摄入充足的膳食纤维,其吸水性强,吸液后膨胀,形成体积很大的凝胶结构,提高食物的黏稠度,延缓胃排空和食物在肠道内消化吸收,供应低而持久的能量,饱腹作用较持久,有降低餐后血糖高峰的作用。但是,膳食纤维也不可过多,因甲亢患者往往伴有胃肠道症状如排便增多甚至腹泻,过多的膳食纤维可能会加重胃肠道症状。

(3) 充足蛋白质供应:糖尿病合并甲亢患者代谢紊乱往往会造成机体蛋白质分解加快,过多丢失会使身体发生负氮平衡,因此饮食应保证供给充足蛋白质,尤其是优质蛋白质,一般来说,动物蛋白如淡水鱼类、禽肉类、大豆类等含丰富的必需氨基酸,生物价值高、利用率好,而植物蛋白质所含的必需氨基酸较少,利用率较差(大豆蛋白例外),因此混合膳食可使各种食物蛋白质所含的氨基酸在体内相互补充。但是蛋白质不会减慢碳水化合物的吸收,并非越多越好,因此对于在合并有肾病的患者也应避免过多的蛋白质摄入量。

(4) 维生素、钙质摄入:糖尿病患者要求尽量少吃糖分丰富的水果,因此维生素摄入减少,为保证饮食平衡,患者应在主副食中增加维生素丰富的食物,早、中、晚定时定量。甲亢时 B 族维生素、维生素 C 及维生素 A 消耗量增多,在组织中含量减少。维生素 B_1 对甲状腺体有一定的抑制作用,而甲亢患者对维生素 B_1 的需要量及尿中的排出量均增加,对维生素 C 的需要量也增加。富含维生素 B_1、维生素 A、维生素 C 的食物主要有粗粮、动物肝脏、蛋黄、强化维生素 A/维生素 D 牛奶、猕猴桃、柠檬、番茄等。因糖尿病患者肾小球滤过率增大,而使钙和磷的重吸收减少引起丢失,使矿物质代谢出现紊乱。所以,甲亢合并糖尿病患者的饮食中应及时补充维生素 D 和含丰富钙质的食物,如强化维生素 A/维生素 D 牛奶、蛋黄、动物肝脏、大豆等。

(5) 了解饮食习惯、制订饮食方案:帮助患者建立良好的饮食方式,尽可能照顾患者的口味,烹调以清淡为主,在血糖基本得到控制时,可在两餐之间选择 100 克低糖水果,如苹果、梨、橘子、猕猴桃等。先吃半个,如血糖变化不大再吃半个。对于有恶心、呕吐无食欲的患者,可适当选择水果或清淡汤水来代替部分主食,以提高患者食欲,并适当补充水分和热量。

(6) 加强饮食指导、提高患者饮食治疗的依从性:饮食调节是治疗糖尿病合并甲亢的基本措施,患者及家属需要了解合理膳食对控制疾病的重要性,患者应熟悉每天进餐的时间、数量、质量且保持一定的规律性和稳定性。通过饮食调整将患者体重有计划地调节至标准体重,消瘦者应额外补充总热量的10%~20%,肥胖者须减少总热量的20%~30%。让患者主动参与饮食治疗方案的抉择,明白饮食治疗的目的和方法,使患者对饮食治疗的认识由短期向长期转变,提高患者饮食治疗的依从性。

(7) 监测血糖、尿糖的变化:密切监测患者血糖、尿糖变化,是否有低血糖的发生,以确定饮食控制是否合适,随时与营养师沟通,反馈后及时调整饮食方案。

4. 糖尿病合并甲亢有哪些饮食宜忌

(1) 糖尿病合并甲亢患者应限制碘的摄入量,一般成人患者全天总摄入量<75微克/天;12岁以下<50微克/天。

(2) 可适当多选用的食物

1) 糙米饭,不带皮的马铃薯,谷麦。

2) 新鲜蔬菜水果(低血糖指数)。

3) 不加盐的坚果,但也不可过多。

4) 肉蛋类如淡水鱼、禽肉类、鸡蛋等。

(3) 尽量应避免的食物

1) 海藻类:海带、紫菜、发菜等。

2) 加碘食盐、酱油等咸佐料。

3) 鱼类:海洋鱼(新鲜带鱼等)、虾、虾仁、海米、海参、海蜇、牡蛎、海洋虾(包括虾皮)、腌渍鱼类等。

4) 肉类:加工肉、罐头肉等。

5) 加工水果:罐头水蜜桃、腌制水果等。

6) 腌制肉、酱菜等。

7) 咸面包、苏打饼、加盐食品等。

8) 饮料、茶等。

9) 薯片、比萨、加盐类坚果等。

(4) 购买无碘盐(如泡菜盐)，或者将家中的盐用热锅炒 3~5 分钟，挥发掉碘成分。

(5) 凡烹调海产品食物的锅勺等用具均不能用。

(6) 尽量选择含碘量低的食物，常见食物含碘量见附表 3-18。

5. 糖尿病合并甲亢患者一日食谱举例

见附录二。

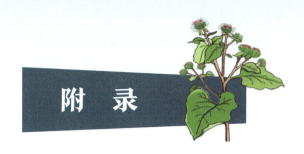

附 录

附录一 名词解释

口服葡萄糖耐量试验（oral glucose tolerance test, OGTT） OGTT 是检查人体血糖调节机能的一种方法。OGTT 是指给患者口服 75 克葡萄糖，然后测其血糖变化，观察患者适应葡萄糖的能力，正常人口服葡萄糖后，迅速由胃肠道吸收入血，30~60 分钟时血糖值达高峰，2 小时内正常人一般不超过 7.8 毫摩尔／升。OGTT 要求：试验前 3 日每日饮食需含碳水化合物至少 150 克以上；试验前 1 日晚餐后停止进食，禁食至少 8 小时以上；无水葡萄糖 75 克溶于 300 毫升水中口服，5 分钟饮完；从服糖第 1 口开始计时，于服糖前和服糖后 2 小时分别在前臂采血测血糖。

血糖指数（glycemic index, GI） 血糖指数是指与标准化食物（通常用葡萄糖）对比，含 50 克碳水化合物的食物与相当量的葡萄糖在餐后 2 小时的血糖反应水平百分比值，通常把葡萄糖的血糖生成指数定为 100，血糖生成指数反映了食物与葡萄糖相比升高血糖的速度。它是衡量食物摄入后引起血糖反应的一项有生理意义的指标。

血糖负荷（glycemic load, GL） 血糖负荷＝血糖指数（GI）× 含糖量，血糖负荷比血糖指数更好地反映食物对血糖的影响，血糖负荷 >20 为高血糖负荷食物，对血糖影响大；血糖负荷在 11~19 为中血糖负荷食物；血糖负荷 <10 为低血糖负荷食物，对血糖影响小。

胰岛 B 细胞 胰岛 B 细胞是胰岛细胞的一种，属内分泌细胞，约占胰岛细胞总数的 70%，主要位于胰岛中央部，能分泌胰岛素，起调节血糖含量的作用。胰岛 B 细胞功能受损,胰岛素分泌绝对或相对不足,就会引发糖尿病。

中心型肥胖　根据《成人体重判定》(WS/T 428—2013),男性腰围≥90 厘米,女性腰围≥85 厘米。

胰岛素抵抗　胰岛素抵抗指胰岛素促进葡萄糖摄取和利用的效率下降,机体代偿性地分泌过多胰岛素而产生高胰岛素血症,以维持血糖的稳定,胰岛素抵抗易导致代谢综合征和 2 型糖尿病。

糖化血红蛋白　红细胞中的血红蛋白与血清中的糖类相结合的产物。它是通过缓慢、持续及不可逆的糖化反应形成,其含量的多少取决于血糖浓度以及血糖与血红蛋白接触时间,而与抽血时间、患者是否空腹、是否使用胰岛素等因素无关。因此,GHb 可有效地反映糖尿病患者过去 1~2 个月内血糖控制的情况。糖化血红蛋白由 HbA1a、HbA1b、HbA1c 组成,其中 HbA1c 约占 70%,且结构稳定,是评价长期血糖控制的金指标,也是指导临床调整治疗方案的重要依据。

糖异生(gluconeogenesis)　糖异生又称为葡萄糖异生,是生物体将多种非糖物质转变成葡萄糖或糖原的过程。在哺乳动物中,肝是糖异生的主要器官,正常情况下,肾的糖异生能力只有肝的 1/10,长期饥饿时肾糖异生能力则可大为增强。糖异生的主要前体是乳酸、丙酮酸、氨基酸及甘油等。

胰岛素(insulin)　胰岛素是由胰脏内的胰岛 B 细胞受内源性或外源性物质如葡萄糖、乳糖、核糖、精氨酸、胰高血糖素等的刺激而分泌的一种蛋白质激素。胰岛素是机体内唯一降低血糖的激素,同时促进糖原、脂肪、蛋白质合成。外源性胰岛素主要用于糖尿病治疗。

胰高血糖素(glucagon)　胰高血糖素亦称胰增血糖素或抗胰岛素或胰岛素 B。它是伴随胰岛素由脊椎动物胰脏的胰岛 α 细胞分泌的一种激素。与胰岛素相对抗,起着升高血糖的作用。

宏量营养素(macronutrients)　宏量营养素指需求量较大的营养素:碳水化合物、脂肪、蛋白质。

微量营养素(micronutrients)　只需要量较小的营养素,一般指无机盐、维生素。

负氮平衡　摄入氮小于排出氮叫作负氮平衡,即由食氮量少于排泄物中的氮量。这表明体内蛋白质的合成量小于分解量。慢性消耗性疾病,组织创伤和饥饿等就属于这种情况。当碳水化合物供给不足时,或处于病态、紧张状态时,都会影响机体的氮平衡。当长期处于负氮平衡时,将引起蛋白质缺乏、体重减轻、机体抵抗力下降。

糖尿病酮症酸中毒(diabetic ketoacidosis,DKA) 当胰岛素严重缺乏时,人体就会利用储存的脂肪来提供能量,脂肪动员和分解会进一步加速,血液中游离脂肪酸浓度就会进一步增高。血中的脂肪酸被肝细胞摄取后,生成酮体,可以作为机体的能源物质。但是,当酮体生成超过组织利用限度和人体的排泄能力时,大量酮体堆积,就会形成酮症,即出现酮血症和酮尿症。酮体中大部分是酸性物质,在血液中积蓄过多时,可使血液变酸而引起酸中毒,称为酮症酸中毒。严重的糖尿病酮症酸中毒可以导致昏迷,甚至死亡。

附录二 特殊人群食谱

1. 食物交换份法制定儿童糖尿病食谱

利用食物交换份法,举例一名5岁糖尿病女孩(体重20千克)的食谱计划。

(1) 确定每天所需能量 1 000+5×90=1 450 千卡,计算所需食物总交换份数:1 450/90=16 份。

(2) 三大营养素的份数:碳水化合物份数:16×(50%~55%)≈8.5份,脂肪份数:16×(25%~35%)≈4.5份,蛋白质份数:16×(15%~20%)≈3份。

(3) 各类食物交换份数

1) 8.5份碳水化合物分配:谷薯类7份,蔬菜1份,水果0.5份。

2) 5.5份脂肪分配:油脂类2.5份,肉蛋类3份。

3) 3份蛋白质分配:大豆类1.5份,奶类1份,肉蛋类0.5份。

(4) 三餐食物分配,见附表2-1。

附表2-1 糖尿病儿童三餐食物分配

餐次/食物份数	食物种类/食物份数	食物重量/克
早(3.5)	谷薯类(1.5) 奶类(1) 肉蛋类(1)	37.5 160 50
中(6)	谷薯类(2.5) 蔬菜类(0.25) 大豆类(1) 肉蛋类(1.25) 油脂类(1)	62.5 125 25 62.5 10

续表

餐次/食物份数	食物种类/食物份数	食物重量/克
晚(6)	谷薯类(2.5)	62.5
	蔬菜类(0.25)	125
	大豆类(1)	25
	肉蛋类(1.25)	62.5
	油脂类(1)	10
加餐(0.5)	水果(0.5)	100

2. 妊娠糖尿病患者食谱

(1) 1 500 千卡食谱,见附表 2-2。

附表 2-2　妊娠糖尿病患者 1 500 千卡食谱

餐次	食物种类(原料)
早餐	全麦面包 2 片(全麦粉 50 克) 牛奶 1 杯(牛奶 160 毫升) 煮鸡蛋(鸡蛋 45 克)
加餐	草莓(草莓 200 克)
午餐	红豆米饭(大米 50 克,红豆 25 克) 豆浆 300 毫升(黄豆 10 克,芝麻 5 克,花生 5 克) 香菇油菜(香菇 5 克,油菜 150 克) 炒三丁(生笋 50 克,胡萝卜 50 克,鸡胸 35 克)
加餐	酸奶(酸奶 100 毫升)
晚餐	二米饭(大米 50 克,大麦米 25 克) 蚝油生菜(生菜 100 克,蚝油 5 克) 肉片烧茭白(里脊 50 克,茭白 75 克)
加餐	燕麦粥(生燕麦 25 克)

注:全天烹调油:20 克;全天食盐:6 克。本食谱提供能量 1 519 千卡,蛋白质 67 克(供能比 17%),脂肪 48 克(供能比 27%),碳水化合物 22 克(供能比 56%)。

附 录

(2) 1 800 千卡食谱,见附表 2-3。

附表 2-3　妊娠糖尿病患者 1 800 千卡食谱

餐次	食物种类(原料)
早餐	荞麦馒头(荞麦 8g,面粉 17 克) 脱脂牛奶 1 袋(牛奶 250 毫升) 鸡蛋 1 个(鸡蛋 50 克) 热拌芥蓝(芥蓝 100 克)
加餐	荞麦面馒头(荞麦面 25 克)、圣女果(圣女果 150 克)
午餐	红烧带鱼(鱼肉 50 克) 西芹炒牛肉丝(瘦牛肉 25 克,西芹 100 克) 素烩西蓝花(西蓝花 150 克) 米饭(大米 50 克) 蒸红薯(红薯 100 克) 虾皮冬瓜汤(冬瓜 50 克,虾皮 2 克)
加餐	小黄瓜(黄瓜 150 克)、扁桃仁(扁桃仁 10 克)
晚餐	清炒虾仁黄瓜(鲜虾仁 50 克,黄瓜 150 克) 瘦肉末烩南瓜(瘦肉末 20 克,南瓜 100 克) 素炒魔芋蒜苗(魔芋 100 克,蒜苗 50 克) 米饭(大米 50 克) 玉米面窝头(玉米面 25 克) 菜心豆腐汤(北豆腐 20 克,菜心 50 克)
加餐	脱脂牛奶(牛奶 250 毫升) 煮燕麦片(燕麦片 25 克)

注:全天烹调油:20 克;全天食盐:6 克。本食谱提供能量 1 817.3 千卡,蛋白质 86.2 克(供能比 18.9%),脂肪 53.4 克(供能比 26.4%),碳水化合物 248.8 克(供能比 54.7%)。

(3) 2 000 千卡食谱,见附表 2-4。

附表 2-4　妊娠糖尿病患者 2 000 千卡食谱

餐次	食物种类(原料)
早餐	荞麦馒头(荞麦 10g,面粉 30 克) 鸡蛋(鸡蛋 50 克) 牛奶(牛奶 200 毫升)
加餐	桃子(桃子 100 克)

续表

餐次	食物种类(原料)
午餐	炒猪肝(猪肝 50 克) 绣球干贝(干扇贝 30 克,对虾 50 克,冬笋 100 克) 木耳炒白菜(水发木耳 100 克,白菜 150 克) 二米饭(小米 25 克,大米 50 克)
加餐	草莓(草莓 200 克) 开心果(开心果 30 克)
晚餐	海带木耳猪肉汤(干海带 30 克,干木耳 10 克,猪肉 15 克) 清炒莜麦菜(莜麦菜 150 克) 水饺(富强粉 75 克,小白菜 75 克,豆腐皮 20 克,鸡蛋 30 克)
加餐	牛奶(牛奶 200 毫升)

注:全天烹调油:25~30 克;全天食盐:6 克。本食谱提供能量 2 010 千卡,蛋白质 94 克(供能比 18.7%),脂肪 65 克(供能比 29%),碳水化合物 262 克(供能比 52.1%)。

(4) 2 200 千卡食谱,见附表 2-5。

附表 2-5　妊娠糖尿病患者 2 200 千卡食谱

餐次	食物种类(原料)
早餐	茶叶蛋(鸡蛋 50 克) 豆浆(豆浆 200 克) 燕麦片粥(生燕麦片 50 克)
加餐	牛奶(牛奶 200 毫升) 煮玉米棒(玉米 100 克)
午餐	炒绿豆芽(绿豆芽 30 克,虾皮 5 克) 芦笋炒肉丝(芦笋 100 克,猪肉 25 克) 鸽肉银耳汤(银耳 5 克,鸽 50 克) 二米饭(小米 50 克,大米 50 克)
加餐	麦麸面包(小麦粉 25 克,麸皮 10 克) 柚子(柚子 100 克)
晚餐	芹菜炒肉(芹菜 100 克,猪肉 25 克) 醋熘鱼片(青鱼 50 克) 西红柿豆腐虾皮汤(西红柿 50 克,豆腐 50 克,虾皮 10 克) 二米饭(小米 50 克,稻米 50 克)
加餐	无糖酸奶(200 毫升)、苏打饼干(25 克)

注:全天烹调油:25~30 克,全天食盐:6 克。本食谱提供能量 2 198 千卡,蛋白质 96.7 克(供能比 18%),脂肪 64.3 克(供能比 28%),碳水化合物 303.1 克(供能比 54%)。

3. 糖尿病合并高血压患者一日食谱举例

1 349 千卡食谱,见附表 2-6。

附表 2-6　糖尿病合并高血压患者 1 349 千卡食谱

餐次	食物种类(原料)
早餐	醋熘土豆丝(土豆 100 克) 低脂纯牛奶 250 毫升 / 无糖豆浆 300 毫升 煮鸡蛋(鸡蛋 50 克)
加餐	小番茄(100 克)
午餐	二米饭(黑米 50 克,燕麦 40 克) 香菇木耳肉片(香菇 150 克,猪瘦肉 50 克,干木耳 10 克) 芹菜豆腐干(芹菜 200 克,豆腐干 25 克)
晚餐	粳米(80 克) 番茄鸡肉片(番茄 200 克,鸡胸肉 50 克) 蒜蓉开背虾(对虾 50 克,蒜瓣 15 克) 蒜泥莜麦菜(莜麦菜 150 克,蒜瓣 20 克)

注:全天烹调油:25 克;全天食盐:6 克。

4. 糖尿病合并血脂异常患者食谱

1 520 千卡,以成年患者为例(附表 2-7):

附表 2-7　糖尿病合并血脂异常患者 1 520 千卡食谱

餐次	食物种类(原料)
早餐	脱脂牛奶煮燕麦片(脱脂牛奶 200 毫升、燕麦片 25 克) 去黄鸡蛋(60 克)
加餐	番茄(150 克)
午餐	粗粮饭(糙米 30 克、大米 70 克) 清蒸鱼(100 克) 素炒油菜(150 克) 素炒苦瓜(100 克)
晚餐	粗粮饭(玉米粒 30 克,大米 70 克) 笋子烧鸡块(去皮鸡肉 50 克,笋子 100 克) 素炒莴笋(150 克) 小菜豆腐汤(小菜 50 克,豆腐 50 克)

注:全天烹调油:20 克;全天食盐:6 克。蛋白质 73.7 克(占总能量的 19%),脂肪 37.5 克(22%),碳水化合物 233 克(59%),胆固醇 161 毫克,膳食纤维 38 克。

5. 糖尿病合并痛风患者的低嘌呤食谱

1 620 千卡食谱,见附表 2-8。

附表 2-8　糖尿病合并痛风患者 1 620 千卡食谱

餐次	食物种类(原料)
早餐	脱脂牛奶(脱脂牛奶 250 克) 荞麦面包(面粉 30 克,荞麦粉 20 克) 去黄鸡蛋(60 克)
午餐	杂粮米饭(高粱米 30 克,大米 50 克) 番茄炒鸡蛋(鸡蛋 60 克,番茄 100 克) 素烧南瓜(南瓜 100 克) 素炒莴笋(莴笋 100 克)
加餐	黄瓜 200 克 / 樱桃 100 克
晚餐	粗粮饭(玉米粒 30 克,大米 70 克) 杂粮米饭(糙米 30 克,大米 50 克) 芹菜肉丝(芹菜 100 克,焯水猪瘦肉 50 克) 素炒白菜(白菜 150 克)

注:全天烹调油:20 克;全天食盐:6 克。蛋白质 63 克(占总能量的 15.8%)、脂肪 32 克(占 17.8%)、碳水化合物 269 克(66.4%)、嘌呤 <150 毫克、膳食纤维 24 克。

6. 糖尿病合并恶性肿瘤患者食谱举例

1 442 千卡食谱,见附表 2-9。

附表 2-9　糖尿病合并恶性肿瘤患者 1 442 千卡食谱

餐次	食物种类(原料)
早餐	豆浆(250 克) 煮鸡蛋(40 克) 金银馒头(小麦粉 25 克,玉米粉 25 克) 炒土豆丝(土豆 25 克)
午餐	米饭(大米 50 克) 柿椒炒鸡丁(鸡胸脯肉 50 克,柿椒 100 克) 素炒小白菜(小白菜 100 克) 西红柿紫菜汤(西红柿 50 克,紫菜 2 克)
加餐	苹果(200 克)
晚餐	青菜汤面条(小麦面 50 克,油菜 20 克) 西葫芦肉片(猪瘦肉 50 克,西葫芦 100 克) 白菜炖豆腐(白菜 100 克,豆腐 100 克)
加餐	酸奶(150 毫升)

注:全天烹调油:35 克;全天食盐:6 克。蛋白质 67.7 克(占总能量的 23.2%)、脂肪 56.2 克(占 19.2%)、碳水化合物 168.1 克(占 57.65%)。

7. 利用中国肾病食品交换份制定糖尿病肾病饮食计划

步骤:
(1) 计算标准体重。
(2) 计算每天所需总热量及份数。
(3) 计算每天蛋白质摄入量。
(4) 分配食品交换份。
(5) 制订饮食计划。

举例:

男性,57岁,身高171厘米,体重80千克。

职业:银行职员。

诊断为糖尿病肾病Ⅳ期,按计划进行糖尿病肾病营养治疗。

(1) 计算标准体重

标准体重=171-105=66千克,实际体重80千克,高于标准体重21.2%,属于肥胖。

(2) 计算每天所需总热量及份数

每天应摄入能量标准为30千卡/(千克体重·天)。

全天所需总热量:66×30=1 980千卡。

预计热量份数:1 980/90=22份。

(3) 计算每天所需蛋白质摄入量

每天所需蛋白质标准为66×0.6=40克,其中优质蛋白质应占60%~70%,24~28克。

28克=4份肉蛋奶类(1份=7克蛋白质,90千卡),其余由非优质蛋白质提供(淀粉、主食、蔬菜、水果),即40-28=12克来自于非优质蛋白质。

(4) 应用肾病食品交换份分配食物

4份肉蛋奶类

12克来自非优质蛋白质。

8克来自谷类=2份(100克),1份=4克蛋白质,180千卡。

4克来自绿叶蔬菜=1份(250克),1份=4克蛋白质,50千卡。

瓜类蔬菜1份(200克),1份=0~1克蛋白质,50千卡。

水果1份(200克),1份=0~1克蛋白质,90千卡。

剩余能量份数:

22-4-2×2-1-1=12 份(1 080 千卡)。

4 份淀粉(200 克,720 千卡)+植物油(40 克,360 千卡)。

(5) 制订饮食计划,见附表 2-10。

附表 2-10　糖尿病肾病患者饮食计划

早餐	低脂牛奶 250 毫升	鸡蛋 60 克	花卷 100 克(普通面 50 克+50 克麦淀粉)	
午餐	大米 25 克	淀粉类 75 克	瘦肉 25 克	绿叶蔬菜 250 克
晚餐	大米 25 克	淀粉类 75 克	瘦肉 25 克	瓜类蔬菜 200 克
加餐	水果 200 克			
全日用油 40 克	全日用盐 3~5 克			
蛋白质 42 克(8.8%)	脂肪 62 克(28%)		碳水化合物 308 克(61.9%)	
全日总热量	1 990 千卡			

注:以上食谱可根据"食物交换份"进行等值交换。

8. 糖尿病合并肥胖患者一日食谱举例

1 362 千卡食谱,见附表 2-11。

附表 2-11　糖尿病合并肥胖患者食谱

餐次	食物种类(原料)
早餐	西红柿鸡蛋面(荞麦面 50 克,西红柿 100 克,鸡蛋 50 克) 低脂纯牛奶(低脂纯牛奶 250 毫升)
加餐	柚子(200 克)
午餐	杂粮饭(黑米 50 克,玉米 20 克) 莴笋木耳肉丁(莴笋 100 克,猪瘦肉 50 克,干木耳 5 克) 芹菜豆腐干(芹菜 200 克,豆腐干 25 克)
晚餐	主食(藜麦 50 克) 清蒸鲈鱼(鲈鱼 100 克) 冬瓜虾仁(冬瓜 100 克,虾仁 25 克) 青菜蘑菇(青菜 150 克,蘑菇 50 克)

9. 糖尿病合并胆石症患者一日食谱举例

总能量1 521千卡,以成年人为例,见附表2-12。

附表2-12　糖尿病合并胆石症患者食谱

餐次	食物种类(原料)
早餐	脱脂牛奶(220毫升) 全麦面包80克(全麦面粉50克)
加餐	小西红柿(150克)
午餐	粗粮饭(大米80克,玉米10克,小米10克) 芹菜牛肉(芹菜150克,牛肉50克) 猪肉木耳片(瘦肉50克,干黑木耳20克)
晚餐	荞麦米饭(大米80克,荞麦20克) 清蒸鲈鱼(鲈鱼80克) 小菜豆腐汤(豆腐50克,小白菜250克)

注:全天烹调油:16克;全天食盐:6克。蛋白质70.0克(占总能量的18.4%),脂肪29.0克(占17.2%),碳水化合物245.0克(占64.4%),胆固醇140毫克。

10. 糖尿病合并消化性溃疡患者一日食谱举例

总能量1 677千卡,以普通成人溃疡恢复期(Ⅳ期)为例,见附表2-13。

附表2-13　糖尿病合并消化性溃疡患者食谱

餐次	食物种类(原料)
早餐	纯牛奶(纯牛奶220毫升) 荞麦馒头(面粉25克,荞麦10克) 蒸鸡蛋羹(鸡蛋55克)
加餐	全麦面包(全麦面粉30克)
午餐	大米饭(大米80克) 清蒸鲈鱼(鲈鱼100克) 丝瓜烩肉丸(丝瓜100克,猪瘦肉50克) 番茄汤(番茄100克)
加餐	纯牛奶(220毫升)

续表

餐次	食物种类(原料)
晚餐	大米饭(大米 80 克) 黄瓜肉片(黄瓜 100 克,猪瘦肉 30 克) 肉末豆腐(豆腐 100 克,猪瘦肉 20 克) 炒嫩南瓜丝(南瓜丝 100 克)

注:全天烹调油:16 克;全天食盐:6 克。蛋白质 88.0 克(占总能量的 21.0%),脂肪 45.0 克(占 24.2%),碳水化合物 230.0 克(占 54.8%)。

11. 糖尿病合并甲亢患者一日食谱举例

总能量 1 799 千卡,以成年人为例,见附表 2-14。

附表 2-14 糖尿病合并甲亢患者食谱

餐次	食物种类(原料)
早餐	纯牛奶(纯牛奶 220 毫升) 荞麦馒头(面粉 25 克,荞麦 10 克) 水煮鸡蛋(鸡蛋 55 克)
加餐	小西红柿(150 克)
午餐	大米饭(大米 120 克) 清蒸鲈鱼(鲈鱼 100 克) 番茄牛肉汤(番茄 100 克,牛肉 30 克) 炒莲白(莲花白 150 克)
加餐	苹果(100 克)
晚餐	大米饭(大米 100 克) 丝瓜肉片(丝瓜 100 克,猪瘦肉 40 克) 肉末豆腐(豆腐 70 克,猪瘦肉 10 克) 炒豌豆苗(豌豆苗 150 克)

注:全天烹调油:20 克;全天不加碘食盐:6 克。蛋白质 83.0 克(占总能量的 18.5%),脂肪 63.0 克(占 31.5%),碳水化合物 225.0 克(占 50.0%)。

附录三 食物交换表等常用表

附表 3-1 每 100 克水果含糖量 / 克

水果	含糖量	水果	含糖量
椰子	31.3	葡萄	10.3
枣(鲜)	30.5	樱桃	10.2
枣(干)	67.8	桃	10.1
香蕉	22.0	李子	8.7
柿子	18.5	芒果	8.3
荔枝	16.6	哈密瓜	7.9
桂圆	16.6	草莓	7.1
猕猴桃	14.5	木瓜	7.0
苹果	13.7	西瓜	6.8
梨	13.1	杨梅	6.7
橙	11.1	柠檬	6.2
菠萝	10.8	白兰瓜	5.3

注：来自《中国食物成分表标准版(2018)》第 6 版 / 第一册。

附表 3-2 常见水果的血糖指数(GI)

西瓜	72	哈密瓜	72
菠萝	66	葡萄干	64
芒果	55	猕猴桃	52
熟香蕉	52	柑	43
葡萄	43	枣	42
梨	36	苹果	36

续表

干杏	31	生香蕉	30
鲜桃	28	柚子	25
李子	24	樱桃	22

附表 3-3　糖尿病患者每天能量供给量 /(千卡·千克标准体重$^{-1}$)

劳动强度	举例	肥胖	正常	消瘦
卧床	住院、运动能力受限期间	15	15~20	20~25
轻体力劳动	坐着的工作(办公室职员)、洗衣、做饭、缓慢行走等	20~25	30	35
中等体力劳动	学生、司机、搬运轻东西、长距离行走、环卫工作、庭院耕作、电焊工、电工等	30	35	40
重体力劳动	重工业、重农业、室外建筑、挖掘、搬运工人、铸造工人、收割、木工、钻井工人等	35	40	40~45

附表 3-4　常见坚果类食物中的脂肪含量

食物名称	脂肪含量	食物名称	脂肪含量
核桃(干)	58.8	榛子(炒)	50.3
松子(炒)	58.5	花生仁(生)	44.3
杏仁(炒)	51.0	南瓜子仁	48.1
腰果	36.7	芝麻(黑)	46.1

附表 3-5　常见食物的血糖生成指数（GI）

食物名称		GI	食物名称		GI	食物名称		GI
糖类	麦芽糖	105	水果类	菠萝	66	谷薯类	大米粥	69
	葡萄糖	100		葡萄干	64		玉米面	68
	绵白糖	84		芒果	55		马铃薯	62
	蜂蜜	73		芭蕉	53		小米粥	62
	蔗糖	65		猕猴桃	52		汉堡包	61
	巧克力	49		香蕉	52		荞麦面条	59
	果糖	23		葡萄	43		玉米	55
豆类等食品	扁豆	38		柑	43		燕麦麸	55
	鹰嘴豆	33		苹果	36		爆玉米花	55
	豆腐	32		梨	36		荞麦	54
	绿豆	27		桃	28		甘薯	54
	四季豆	27		柚	25		玉米面粥	52
	豆腐干	24		李子	24		山药	51
	黄豆	18		樱桃	22		面包	50
	蚕豆	17	谷薯类	馒头	88		芋头	48
	花生	14		白面包	88		通心粉	45
奶制品	冰激凌	61		糙米	87		黑米粥	42
	酸奶	48		糯米饭	87		小麦	41
	酸乳酪	33		大米饭	83		面条	37
	脱脂牛奶	32		烙饼	80		藕粉	33
	牛奶	28		油条	75		大麦	25
	全脂牛奶	27		马铃薯泥	73		稻麸	19
水果类	西瓜	72		苏打饼干	72		雪魔芋	17

注：本数据源自《中国食物成分表 2002》。

附表 3-6　常见食物 GL

食物名称	GL（每 2 两）	食物名称	GL（每 2 两）	食物名称	GL（每 2 两）
糯米饭	17.8	方便面	7.2	西瓜	9.9
荞麦面包	16.4	苕粉	7.1	香蕉(熟)	8.1
大米饭	16.2	藕粉	6.9	菠萝	6.3
烙饼	14.7	南瓜	5.9	猕猴桃	6.2
苏打饼干	13.7	胡萝卜	5.5	豆奶	4.9
白馒头	13.3	绿豆挂面	5.0	苹果	4.4
小米(煮)	13.3	莲子	5.0	橙子	4.4
全麦面包	12.1	芋头(蒸)	5.0	葡萄	4.3
小麦面条	11.8	山药	4.4	草莓	4.3
冰激凌	11.1	绿豆	3.8	杧果	3.9
马铃薯(煮)	11.0	四季豆	3.3	梨子	3.7
汉堡面包	10.7	米线	3.2	桃子	3.1
栗子	10.7	马铃薯粉条	2.7	脱脂牛奶	2.6
黄豆挂面	9.8	蚕豆(五香)	2.5	柚子	2.3
寿司	9.6	豆腐干	1.3	酸奶(原味)	2.3
油条	9.4	洋葱	1.2	樱桃	2.2
玉米面粥	9.4	豆腐(冻)	0.8	李子	1.9
荞麦(黄)	9.0	花生	0.4	全脂牛奶	1.5
粟米(煮)	7.5	腰果	0.4	—	—

注:本数据源自《中国食物成分表 2002》。

附表 3-7 常见的能量值对应的交换份数

总热量/千卡	总交换/份	谷类/份	蔬菜类/份	肉蛋类/份	水果类/份	乳类/份	油脂类
1 000	12	6	1	2	0	2	1
1 200	14.5	7	1	3	0	2	1.5
1 400	16.5	9	1	3	0	2	1.5
1 600	19	9	1	4	1	2	2
1 800	21	11	1	4	1	2	2
2 000	24	13	1.5	4.5	1	2	2
2 200	26	15	1.5	4.5	1	2	2
2 400	28.5	17	1.5	5	1	2	2

附表 3-8 谷类食物交换表

食物	重量/克
大米、小米、糯米、高粱米	25
面粉、玉米面、燕麦片、混合面	25
绿豆、红小豆、芸豆	25
油条、油饼、苏打饼干	25
挂面、龙须面、通心粉	25
切面	30
淡馒头	35
烧饼、烙饼	35
窝窝头	35
魔芋	35
咸面包	37.5
土豆	100
鲜玉米	200

附表 3-9　蔬菜类食物交换表

食物	重量/克
大白菜、卷心菜、菠菜、油菜等	500
韭菜、莴笋、芹菜、茴香等	500
黄瓜、茄子、芥蓝等	500
绿豆芽、鲜蘑菇、水发海带等	500
西红柿(番茄)、苦瓜、冬瓜等	500
白萝卜、青椒、冬笋	400
南瓜、菜花等	350
扁豆、洋葱、蒜苗等	250
胡萝卜	200
山药、藕(荷心)、荸荠等	150
百合、芋头等	100
毛豆、豌豆(鲜)	70

附表 3-10　肉蛋类食物交换表

食物	重量/克
鹌鹑蛋(6个)	150(带壳重)
螃蟹肉、带鱼、水发鱿鱼等	100
兔肉等	100
草鱼、鲫鱼、鲢鱼、鲤鱼等	80
大黄鱼、比目鱼、甲鱼、鳝鱼等	80
对虾、青虾、鲜贝等	80
鸡蛋(1个)	60(大个,带壳重)
松花蛋、鸭蛋	60(大个,带壳重)
猪瘦肉、牛肉、羊肉等	50
排骨	50(带骨重)
鸭肉、鹅肉等	50
熟叉烧肉、熟酱牛肉、熟酱鸭等	35
肥猪瘦肉	25
熟火腿、香肠	20

附表 3-11 水果类食物交换表

食物	重量/克
西瓜	500
草莓	300
葡萄、李子、杏、猕猴桃	200
橘子、橙子、柚子(带皮重)	200
梨子、桃子、苹果	200
柿子、香蕉、荔枝(带皮重)	150

附表 3-12 乳类食物交换表

食物	重量/克
牛奶、羊奶	160
无糖酸奶	130
奶酪、脱脂奶粉	25
奶粉	20

附表 3-13 油脂类食物交换表

食物	重量/克
西瓜子	40(带壳重)
核桃、杏仁、花生米	25
葵花子	20(带壳重)
猪油、牛油、羊油、黄油	10
花生油、玉米油、大豆油	10
香油、菜籽油	10(一汤匙的量)

附表 3-14　常见食物的 GI 值分组（葡萄糖的 GI 为 100）

GI 值分组	常见食物
GI<30	菠菜、圆白菜、菜花、茄子、苦瓜、黄瓜、芦笋、海带、白萝卜、四季豆、番茄、洋葱、柳橙、木瓜、草莓
30≤GI<40	鲜奶、鸡蛋、豌豆、豆腐、樱桃、苹果、梨、奇异果
40≤GI<55	全麦面包、瘦猪肉、牛肉、鸡肉、羊肉、香肠、火腿、虾、牡蛎、桃、柠果、哈密瓜
55≤GI<70	糙米饭、荞麦面、玉米、燕麦、香蕉、葡萄、菠萝、南瓜、芋头
GI≥70	白米、馒头、吐司、土豆、红薯、山药、红萝卜、肥肠、猪肚、牛肚、西瓜、荔枝

附表 3-15　常见食物胆固醇含量表 /(毫克·100 克$^{-1}$)

名称	含量	名称	含量	名称	含量
猪肉（肥瘦）	80	猪肚	159	鲤鱼	84
猪肉（肥肉）	109	猪肝	288	青鱼	108
猪肉（瘦）	81	牛肝	297	带鱼	76
牛肉（肥瘦）	84	猪脑	2 571	对虾	193
牛肉（瘦）	58	猪肾	354	海蟹	125
羊肉（肥瘦）	92	鸡肝	356	赤贝	144
羊肉（瘦）	60	鹅肝	285	乌贼	268
鸡（均值）	106	鸡蛋	585	虾皮	608
鸭（均值）	94	鸡蛋黄	1 510	小虾米	728
鹅	74	鸭蛋	565	牛奶	13

附表 3-16　常见食物脂肪含量表 /(克·100 克$^{-1}$)

名称	含量	名称	含量	名称	含量
黄油	98.0	芝麻酱	52.7	牛肉(瘦)	2.3
奶油	97.0	酱汁肉	50.4	羊肉(瘦)	3.9
猪肉(肥)	88.6	松子仁	70.6	鸡胸脯肉	5.0
猪肉(瘦)	19.3	核桃干	58.8	鸭胸脯肉	1.5
牛肉(肥瘦)	6.2	花生酱	53.0	鲫鱼	2.7
羊肉(肥瘦)	4.2	薯条(油炸)	48.4	带鱼	4.9
猪肝	14.1	巧克力	40.1	黄豆	16.0

注：来自《中国食物成分表(第 2 版)》。

附表 3-17　中国肾病食品交换份

蛋白质 (0~1 克)	油脂类 (10 克, 90 千卡)	瓜果蔬菜 (200 克, 50~90 千卡)	淀粉类 (50 克, 180 千卡)
蛋白质 (4 克)	坚果类 (20, 90 千卡)	谷薯类 (50 克, 180 千卡)	绿叶蔬菜 (250 克, 50 千卡)
蛋白质 (7 克)	肉蛋类 (50 克, 90 千卡)	豆类 (35 克, 90 千卡)	低脂奶类 (240 克, 90 千卡)

谷薯类	每份含蛋白质 4 克, 碳水化合物 50 克, 脂肪 0 克			
谷类				
稻米 50 克	籼米 50 克	薏米 50 克	玉米面 50 克	荞麦 50 克
粳米 50 克	糯米 50 克	黄米 50 克	小米 50 克	
挂面 60 克	小麦粉 60 克	面条 60 克	莜麦面 40 克	
馒头 70 克	花卷 70 克	米饭 130 克		
薯类				
马铃薯 200 克	木薯 200 克	红薯 200 克	山药 200 克	芋头 200 克

附表 3-18 常见食物含碘量

100克食物	碘/微克	100克食物	碘/微克	100克食物	碘/微克	100克食物	碘/微克
海带(干)	24 000.0	大白菜	9.8	奶酪	5.1	竹笋	2.3
盐	2 000.0	鸡蛋	9.7	大葱	5.0	葱头	2.2
发菜	1 180.0	鸡蛋白	9.7	苋菜(青)	5.0	菠菜	2.0
海参	600.0	鸭蛋	9.7	猪肉	4.5	番茄	1.9
紫菜	453.0	猪油	9.7	马铃薯	4.5	茄子	1.7
香菇(干)	392.0	菠菜(脱水)	8.8	胡萝卜	4.1	黄豆	1.5
木耳	261.2	蘑菇	8.8	萝卜(红心)	4.1	黄瓜	1.5
鳕鱼	146.0	平菇	8.0	韭菜	3.7	稻米	1.4
虾米	130.0	萝卜(青)	8.0	丝瓜	3.7	莴苣	1.4
龙虾	102.0	梨	7.3	玉米	3.3	白菜	1.2
河蚌	78.3	葡萄	6.3	芹菜(茎)	3.1	小白菜	1.2
银耳	24.4	枣	6.3	白萝卜	2.9	小米	0.8
芹菜(叶)	12.1	燕麦片	6.0	牛乳	2.8	小麦	0.7
柿	12.1	鲳鱼	6.0	牛肉	2.8	苹果	0.5
山药	11.6	黄油	5.6	羊肉	2.7	高粱米	0.3

参考文献

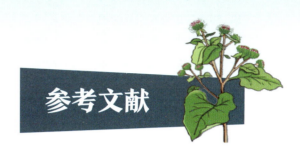

[1] 刘尊永.糖尿病与糖不得不说的故事[J].家庭医药,2009:66-67.

[2] 罗奕.谁说糖尿病患者不能吃糖[J].糖尿病新世界,2010:42.

[3] Citizen.不怕吃糖但要科学[J].消费指南,2012:26-27.

[4] 武世豪,杜金行,努尔比亚·阿布拉,等.牛蒡药理作用研究进展[J].中华中医药杂志,2017,32(7):3093-3095.

[5] 国家药典委员会.中华人民共和国药典[M].北京:中国医药科技出版社,2010.

[6] 高学敏.中药学[M].北京:中国中医药出版社,2002.

[7] 郑振佳.牛蒡活性成分与抗Ⅱ型糖尿病功能研究[D].食品科学与工程学院.济南:山东农业大学,2018:146.

[8] XU ZH,JU JX,WANG K,et al. Evaluation of hypoglycemic activity of total lignans from Fructus Arctii in the spontaneously diabetic Goto-Kakizaki rats [J]. J Ethnopharmacol, 2014,151(1):548-555.

[9] 李宁,孙新宇.中医药治疗糖尿病肾病研究概况[J].中国民族民间医药,2017,26(10):38-40.

[10] LU LC,et al. Effects of Arctiin on Streptozotocin-Induced Diabetic Retinopathy in Sprague-Dawley Rats [J]. Planta Med,2012,78(12):1317-1323.

[11] 于康.南瓜:升糖?降糖?[J].健康管理,2012(12):65-67.

[12] 王蓉,范志红.膳食水果摄入与糖尿病风险[J].中国食物与营养,2014,20(5):84-87.

[13] CARTER P,GRAY LJ,TALBOT D,et al. Fruit and vegetable intake and the association with glucose parameters:a cross-sectional analysis of the Let's Prevent

Diabetes Study[J]. Eur J Clin Nutr,2013,67(1):12-17.

[14] 薛殿凯.餐桌上的降糖食物[J].医药与保健,2005,9:54.

[15] 于康.糖尿病患者吃水果应把握四要素[J].老同志之友,2015:54.

[16] 于中国,得了糖尿病还能吃水果吗[J].中老年保健,2017:46.

[17] 张文慧.得了糖尿病怎样吃水果[J].健康博览,2018:20-21.

[18] 袁兵.拒绝甜的诱惑,正确对待无糖食品[J].中南药学(用药与健康),2017,10:60-61.

[19] 林楠.正确对待无糖食品[J].糖尿病新世界,2013:54-55.

[20] 唐大寒.主食控制严,其他则随便吗?[J].糖尿病之友,2006,3:53-53.

[21] 张巧英,薛爱丽.糖尿病患者的中医辨证饮食护理体会[J].内蒙古中医药,2015,4:173-174.

[22] 程霖.漏服各种降糖药如何补服[J].求医问药,2011,3:12-13.

[23] 莱文,唐纳利,许樟荣.2型糖尿病社区临床指南[M].北京:人民军医出版社,2010.

[24] 贾伟平.中国2型糖尿病防治指南(2017年版)[M].中华糖尿病杂志,2018,10(1):4-67.

[25] 蔡燕.血糖波动对胰岛B细胞功能和凋亡的影响[D].南京:南京医科大学,2009.

[26] 孙长颢,孙秀发,凌文华.营养与食品卫生学[M].6版.北京:人民卫生出版社,2007.

[27] 杨月欣,王光亚.中国食物成分表[M].北京:北京大学医学出版社,2002.

[28] 杨月欣,常翠青.膳食与营养[M].北京:北京出版社,2016.

[29] 中国肥胖问题工作组.中国成人超重与肥胖症预防与控制指南(节录)[J].营养学报,2004,26(1):1-4.

[30] 何洪波,祝之明.我国糖尿病合并高血压的流行病学和治疗现状[J].中国科学:生命科学,2018,48:855-865.

[31] AN Y,ZHANG P,WANG J,et al. Cardiovascular and all-cause mortality over a 23-year period among Chinese with newly diagnosed diabetes in the Da Qing IGT and diabetes study[J]. Dia Care,2015,38:1365-1371.

[32] 周婷,刘祥,李晓松,等.中国人群2型糖尿病影响因素的Meta分析[J].中华流行病学杂志,2016,37:730-736.

[33] 中华医学会内分泌学分会.中国2型糖尿病合并血脂异常防治专家共识(2011)

参考文献

[J].中华内分泌代谢杂志,2012,28(9):700-702.

[34] 张桂玲,荆晓晴.糖尿病合并高脂血症76例临床分析[J].医学理论与实践,2011,24(24):2953-2954.

[35] 中国成人血脂异常防治指南修订联合委员会.中国成人血脂异常防治指南(2016年修订版)[J].中国循环杂志,2016,0(31):937-948.

[36] 中华医学会糖尿病学分会.中国2型糖尿病防治指南(2013版)[J].中华糖尿病杂志,2014,6:447-498.

[37] 朱亚莉,李社莉.饮酒与糖尿病相关性进展[J].广西医学,2018,8(40):1729-1731.

[38] 张明华,叶平.饮酒与脂代谢异常研究进展[J].血管病学进展,2010,31,(3):370-373.

[39] ANGELA MW,STEPHEN K,ADAM SB,et al. Risk thresholds for alcohol consumption:combined analysis of individual-participant data for 599 912 current drinkers in83 prospective studies [J]. Lancet,2018,391:1513-1523.

[40] KODAMA S,SAITO K,YACHI Y,et al. Association between serum uric acid and development of type 2 diabetes [J]. Diabetes Care,2009,32(9):1737-1742.

[41] CHIEN KL,CHEN MF,HSU HC,et al. Plasma uric acid and the risk of type 2 diabetes in a Chinese community [J]. Clin Chem,2008,54(2):310-316.

[42] JURASCHEK SP,MILLER ER,GELBER AC. Body mass index,obesity,and prevalent gout in the United States in 1988-1994 and 2007-2010 [J]. Arthritis Care Res,2013,65(1):127-132.

[43] KUO CF,GRAINGE MJ,MALLEN C,et al. Rising burden of gout in the UK but continuing suboptimal management:a nationwide population study [J]. Ann Rheum Dis,2015,74(4):661-667.

[44] 路杰,崔凌凌,李长贵,等.原发性痛风流行病学研究进展[J].中华内科杂志,2015,54(3):244-247.

[45] 阎胜利,赵世华,李长贵,等.山东沿海居民高尿酸血症及痛风五年随访研究[J].中华内分泌代谢杂志,2011,27(7):548-552.

[46] 方卫纲,黄晓明,王玉,等.北京地区部分人群痛风的流行病学调查[J].基础医学与临床,2006,26(7):781-785.

[47] CHOI H K,CURHAN G. Coffee,tea,and caffeine consumption and serum uric acid level:the third national health and nutrition examination survey [J]. Arthritis Rheum,2007,57(5):816-821.

[48] CHOI H K, ATKINSON K, KARLSON E W, et al. Alcohol intake and risk of incident gout in men: a prospective study [J]. Lancet, 2004, 363(9417): 1277-1281.

[49] NEOGI T, CHEN C, NIU J, et al. Alcohol quantity and type on risk of recurrent gout attacks: an internet-based case-crossover study [J]. AmJ Med, 2014, 127(4): 311-318.

[50] 关宝生, 白雪, 王艳秋, 等. 痛风/高尿酸血症患者生活习惯的危险因素[J]. 中国老年学杂志, 2014, 34(2): 455-457.

[51] 许杰, 杨菊红, 单春艳, 等. 住院2型糖尿病患者合并慢性肾脏病的患病率及其危险因素分析[J]. 中华内分泌代谢杂志, 2014, 30(7): 597-600.

[52] LU B, SONG X, DONG X, et al. High prevalence of chronic kidney disease in population-based patients diagnosed with type 2 diabetes in downtown Shanghai [J]. J Diabetes Complications, 2008, 22(2): 96-103.

[53] 孙长颢, 凌文华, 黄国伟, 等. 营养与食品卫生学[M]. 8版. 北京: 人民卫生出版社, 2017: 142.